四川省社科联科研课题

重庆金阳集团热情支持

巴蜀名医遗珍系列丛书

主编 马烈光

江欣然

血证类释

江欣然 著

江永生 整理

龙治平 江洋 汤一新 校对

苏树蓉 江和生 参校

U0273928

中国中医药出版社

·北 京·

图书在版编目（CIP）数据

江欣然血证类释 / 江欣然著；江永生整理 . —北京：中国中医药
出版社，2016.10（2020.12重印）

（巴蜀名医遗珍系列丛书）

ISBN 978 – 7 – 5132 – 3655 – 3

Ⅰ . ①江… Ⅱ . ①江… ②江… Ⅲ . ①血证—研究
Ⅳ . ① R255.7

中国版本图书馆 CIP 数据核字（2016）第 225607 号

中国中医药出版社出版

北京经济技术开发区科创十三街 31 号院二区 8 号楼
邮政编码 100176
传真 010 64405750
廊坊市祥丰印刷有限公司印刷
各地新华书店经销

开本 880×1230 1/32 印张 4 字数 95 千字
2016 年 10 月第 1 版 2020 年 12 月第 3 次印刷
书号 ISBN 978 – 7 – 5132 – 3655 – 3

定价 29.00 元
网址 www.cptcm.com

如有印装质量问题请与本社出版部调换（010-64405510）
版权专有 侵权必究

社长热线 010 64405720
购书热线 010 64065415 010 64065413
微信服务号 zgzyycbs

书店网址 csln.net/qksd/
官方微博 http：//e.weibo.com/cptcm
淘宝天猫网址 http：//zgzyycbs.tmall.com

出版者言

　　《名医遗珍系列》旨在搜集、整理我国近现代著名中医生前遗留的著述、文稿、讲义、医案、医话等等。这些文献资料，有的早年曾经出版、发表过，但如今已难觅其踪；有的仅存稿本、抄本，从未正式刊印、出版；有的则是家传私藏，未曾面世、公开过，可以说都非常稀有、珍贵。从内容看，有研习经典医籍的心悟、发微，有个人学术思想的总结、阐述，有临证经验的记录、提炼，有遣方用药的心得、体会，篇幅都不是很大，但内容丰富多彩，各具特色，有较高的学术和实用价值，足资今人借鉴与传承。

　　寻找、搜集这些珍贵文献资料是一个艰难、漫长而又快乐的过程。每当我们经过种种曲折得到想要的资料时，都如获至宝，兴奋不已，尤其感动于这些资料拥有者的无私帮助和大力支持。他们大都是名医之后或其门生弟子，不仅和盘托出，而且主动提供相关素材、背景资料，很多人还亲自参与整理、修订。他们的无私品质和高度责任感，也激励、鞭策我们不畏艰难，更加努力。

有道是"巴蜀自古出名医"。巴蜀大地，山川俊秀，物产丰富独特，文化灿烂悠久，不仅群贤毕集，而且名医大家辈出，代有传人，医书诊籍充栋，分量十足，不愧为"中医之乡，中药之库"。因此，我们特别推出《巴蜀名医遗珍系列丛书》，精心汇集了陈达夫、吴棹仙、李斯炽、熊寥笙等16位现代已故巴蜀名医的珍贵遗著、文稿，以展现巴蜀中医的别样风采。尤其值得一提的是，此次由巴蜀名中医马烈光教授亲任主编，年逾九旬的中医泰斗李克光教授担纲主审，确保了这套丛书的高品质和高水平。另外，还有相当部分的巴蜀名医资料正在搜集整理中，会在近期集中出版。

　　今后，我们还将陆续推出类似的专辑。真诚希望同道和读者朋友提出意见，提供线索，共同把这套书做成无愧于时代的精品、珍品。

中国中医药出版社

2016 年 8 月 4 日

前言

　　自古以来，以重庆为中心所辖地区称为"巴"，以成都为中心的四川地区称为"蜀"，合称"巴蜀"或"西蜀"。隋代卢思道曾云："西蜀称天府，由来擅沃饶。"巴蜀大地，不仅山川雄险幽秀，江河蜿蜒回绕，物产丰富独特，而且文化灿烂悠久，民风淳朴安适，贤才汇聚如云。现代文学家郭沫若曾谓："文宗自古出西蜀。""天府"巴蜀，不仅孕育出了大批横贯古今、闪耀历史星空的大文豪，如汉之司马相如、扬雄，宋之"三苏"等，也让"一生好入名山游"的李白、杜甫等恋栈不舍。

　　更令人惊叹者，巴山蜀水，不仅群贤毕集，复名医辈出，代有传人。早在《山海经》中已有"神医"巫彭、巫咸，其后，汉之涪翁、郭玉，唐之昝殷、杜光庭，宋之唐慎微、史崧，清之唐宗海、张骥、曾懿等，举不胜举。尤其在近现代，名噪一时的中医学家，如沈绍九、郑钦安、萧龙友、蒲辅周、冉雪峰、熊寥笙、李重人、任应秋、杜自明、李斯炽、吴棹仙等，均出自川渝巴蜀。如此众多出类拔萃的中医前辈名宿，其医德、医术、医学著述、临床经验、学术思想及治学方法，都是生长、开放在巴蜀这块大地上的瑰丽奇葩，为我国中医药事业的发展增添了光辉篇章，是一份十分值得珍惜、借鉴和弘扬的、独具特色的宝贵民族文化遗产和精神财富。

"自古巴蜀出名医"，何也？

首先，巴蜀"君王众庶"历来重视国学。巴蜀地区历史文化厚重，广汉三星堆、成都金沙遗址等，不断有考古学新发现揭示着本地文化的悠久。西汉之文翁教化为巴蜀带来了中原的儒道文化，使巴蜀文化渐渐融入了中华文化之中。而汉之司马相如、扬雄之文风，又深深体现着巴蜀文化的独特性。巴蜀人看重国学，文风颇盛，即使在清末民国之初，传统文化横遭蹂躏时，巴蜀仍能以"国学"之名将其保留。另外，蜀人喜爱易学，宋朝理学家程颐就说"易学在蜀"，体现出易学是巴蜀文化的重要特征。"医易同源"，易学在巴蜀的盛行，使巴蜀中医尤易畅晓医理并发挥之。就这样，巴蜀深厚的文化底蕴为生于斯、长于斯的巴蜀中医营造了一块沃土，提供了丰厚的精神濡养。

其次，巴蜀地区中医药资源得天独厚。四川素有"中药之库"的美称。仅药用植物就有5000余种，中药材蕴藏量、道地药材种类、重点药材数量等，均居全国第一位。"工欲善其事，必先利其器"，有了丰富的中药材资源，巴蜀中医就有了充足的"利器"，药物信手拈来，临床疗效卓著，医名自然远扬。

最后，巴蜀名山大川众多，风光旖旎，道学兴盛，道教流派颇多，"仙气"氤氲。鲁迅先生曾谓"中国文化的根柢全在道教"，道学、道教与中华文化的形成有着密切的关系，与中医学更具"血肉联系"。于道而言，史有"十道九医"之说；于中医而言，中医"至道"中有很大部分内容直接源于道，不少名医精通道学，或身为道教中人，典型者如晋代葛洪及唐代孙思邈。巴蜀地区，道缘尤深。且不说汉成帝时，成都严君平著《老子注》和《道德真经指归》，使道家学说系统化，对道学发展影响深远。仅就道教名山而言，"蜀国多仙山"，如四川大邑县鹤鸣山为"道教祖庭"，东汉张道陵于此倡"正一盟威之道"，标志着道教的形成；青城山为道教"第五洞天"，至今前山数十座道教宫观完好保留；

峨眉山为道教"第七洞天"，今仍保留有诸多道教建筑。四川这种极为浓厚的道学氛围，泂为名医成长之深厚底蕴。

自古巴蜀出名医，后人本应承继其学，发扬光大。然而，即使距今尚近的现代巴蜀名医，其学术经验的发掘整理现状堪忧。有的名医经验濒于失传；有的以前虽然发表、出版过，但如今难觅其踪；间或有一些得以整理问世，也多由名医门人弟子完成，呈散在性，难保其全面、系统、完善。如现代已故巴蜀名医中，成都李斯炽、重庆熊寥笙、达县龚益斋、大邑叶心清、内江黄济川、三台宋鹭冰等，这些医家，虽有个人专著行世，但一直缺乏一套丛书将其学验进行系统汇总与整理。

此外，现有的名医经验整理专著，多将其学术思想和临床经验分册出版，较少赅于一书，全面反映名医的学术特点。而有些名医在生前喜手录医悟、医论与医方、医案，因未得出版，遂留赠门人弟子，几经辗转，终濒临失传。如20多年前去世的名医彭宪彰，虽有《叶氏医案存真疏注》一书于1984年出版，但此书仅为几万字的注解性专著，只反映了彭老在温病学方面的学术成就。而他利用业余时间，手录的大量临床验案，至今未得到全面发掘整理，近于湮没无闻，遑论出版面世。痛夫！这些乃巴蜀杏林的巨大损失！

　　吾从小跟名师学中医，于20世纪60年代末参加医疗卫生工作，70年代在成都中医学院毕业留校从事医、教、研工作至今。在此期间，与许多现代巴蜀名医熟识，常受其耳提面命和谆谆教诲。几十年来，深感老前辈们理用俱佳，心法独到，临床卓有良效，遗留资料内容丰富多彩，具有颇高的学术和应用价值，若不善加搜集整理，汇总出版，则有绝薪之危。有鉴于此，我们早冀系统搜集整理出版一套现代已故巴蜀名医丛书，这也是巴蜀乃至全国中医界盼望已久的大事。适逢中国中医药出版社亦有此意愿，不谋而合，颇为相惜。此套丛书的出版幸蒙年逾九旬的巴蜀中医泰斗李克光教授垂青、担纲主审，并得到了国家中医药管理局、四川省中医药管理局、重庆市中医药管理局、四川省中医药科学院、成都中医药大学等的政策支撑，以及重庆金阳等企业的资金支持。尚得到不少名医之后或其门生弟子主动提供文献资料和相关素材之鼎力相助，更因成功申报为四川省社科课题而顺利完成了已故巴蜀现代名医存世资料的搜集、整理研究工作。对此，实感幸甚，诚拜致谢！

恰逢由科技部、国家中医药管理局等 15 个部委主办的"第五届中医药现代化国际科技大会"在成都隆重召开及成都中医药大学 60 年华诞之际，双喜临门，盛事"重庆"，愿以是书为贺，昭显巴蜀中医名家近年来的成果，尤可贻飨同道，不亦快哉！

丛书付梓之际，抚稿窃思，前辈心法得传，于弘扬国医，不无小益，理当欣喜；然仍多名医无继，徒呼奈何！若是丛书克竟告慰先贤，启示后学之功，则多年伏案之苦，亦何如也！

纸牍有尽，余绪不绝，胪陈管见，谨作是叙！并拟小诗以纪之：

巴蜀医名千载扬，济羸获安久擅长；

川渝杏林高矗日，岐黄仁术更辉煌。

丛书主编　马烈光

2016 年 8 月于成都中医药大学

内容提要

江欣然（1900—1974），四川乐山人，四川省名老中医。出身中医世家。少时由父亲指点攻读医书。弱冠之年，就熟读《灵枢》《素问》《难经》，并博览仲景、景岳、濒湖、修园、宗海各家名著。业医50年，精于伤寒医理，长治温病，辨证施治处方精炼，每方药物八九味，药量轻但功专效宏，人称"江八味"，名驰川南一带。

本书作为《巴蜀名医遗珍系列丛书》之一，是江老先生晚年根据自己一生的血证治疗经验，结合历代善治血证之名医对血证的认识、心得，精心整理而成。书中依血证的出血部位及方式，列为咳、吐、咯、呕、唾等出血、目耳鼻齿等衄血、便溺脱崩等下血，提纲挈领，条分缕析，理论引证与临床治验兼顾，对于中医学者认识及治疗血证有很好的参考价值。

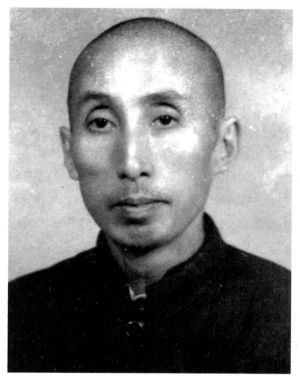

江欣然（1900—1974）

原编者手记

前撰[①]肺结核篇有兼症吐血、咯血、咳血等，随《辞典》（指1921年由谢利恒编撰之《中国医学大辞典》，后同）可治之法，附入本编中，以便研究及参考。四月病后，精神甚坏，不能阅读理论书籍，更不能做研究工作，长日漫漫，无聊已极，乃将血证中各症，翻检《辞典》之所具者，补充于各症之后，较之前日所录，增加贵重材料不少。录成，病亦大去，精神亦较复旧矣。快感莫名，作数语附记于此尔。补充之日。自五月二号起，至五月十一日止，完全蒇（音产，完成）事。

1928.6.11 然手记。

血证：本篇所集统吐血、衄血、便血、汗血等而言，各门中又分数种。以《中医指导录》[②]俞慎初血证之研究一文为主，而以他家所论为

---

① 江老曾将自己的临床经验，分病症总结，血症仅为其一，故此处曰"前撰"。

② 《中医指导录》：月刊，为中医指导社编辑出版的社刊，由秦伯未、许半龙主持编辑，上海中医书局发行。1930年（民国十九年）6月创刊，1936年1月停刊。

辅，盖俞氏分论详确，较为可信也。

注：《灵枢》曰：卒然多食饮则肠满，起居不节、用力过度则络脉伤。阳络伤则血外溢，血外溢则衄血；阴络伤则血内溢，血内溢则后血。《素问》曰：不远热则热至，热至则身热、鼽衄头痛、血溢血泄之病生。

自阴五月八日开始工作，至阴七月十八日约略峻事。其待增补搜集之材料，暂待异时。七月廿日记。

目录

血证史

《中国医学史·疾病史·金元之医学》吐血曰：刘河间《素问玄机原病式》曰：血溢者上出也。心养于血，故热甚则血有余而妄行。《丹溪心法》曰：吐血阳盛阴虚，故血不得下行。因火炎上之势而上出，脉必大而芤，大者发热，芤者血滞。《明之医学疾病史》咯血咳血嗽血曰：张景岳曰："咯血、唾血，古皆云出于肾；痰涎之血，云出于脾，此亦未必然也。凡咯血者，于喉中微咯即出，非若咯血、嗽血之费力而甚也。大都咳嗽而出者出于脏，出于脏者其来远；一咯而出者出于喉，出于喉者其来近。其来远者，内伤已甚；其来近者，不过在经络之间。所以凡见咳血、唾血及痰涎中带血者，多无咳嗽发热、气喘骨蒸等症，此其轻重为可知矣。"又曰："咳血、嗽血皆从肺窍中出，虽若同类，而实有不同也。盖咳血者少痰，其出较难；嗽血者多痰，其出较易。咳而少痰者，水竭于下，液涸于上也，亦名干嗽；嗽而多痰者，水泛于上，血化为痰也，亦谓之白血。"

王肯堂曰："咯血，不嗽而咯出血也。咯与唾少异，唾出于气，上无所阻；咯出于痰，气郁于喉咙之下，滞不得出，咯而乃出。求其所属之脏，咯、唾同出于肾也。"又曰："或问咳血止从肺出，他无可言耶？曰肺不独咳血，而亦唾血。盖肺主气，气逆为咳；肾主水，水化液为唾。肾脉上入肺，循喉咙夹舌本，其支者从肺出络心，注胸中，故二脏相连，病则俱病，于是皆有咳唾血也。亦有可分别者，涎唾中有少血散漫者，此肾从相火炎上之血也；若血如红缕在痰中，咳而出者，此肺络受热伤之血也，其病难已。若咳白血必死。白血浅红色，似肉似肺也。"

《中医指导录》三卷三十二期中俞慎初"血证之研究"：出血之原因

有二：一为渗滤性出血，乃由血管某种疾病之障碍，血液至郁血之部而不能通过，遂自血管渗滤而出。一为破裂性出血，其原因有二，一由外伤血管破裂出血，一由热性病，热盛血压增高，致血管破裂出血。又动脉出血则鲜红，静脉出血则紫瘀；动脉血流速，静脉血流缓。

《辞典·血证总论》：血液系水谷精微所化，为人体重要之品。若起居不节，七情过度，以及劳倦、色欲、饮食等伤皆足以动火损气，火动则血热妄行，气损则血无所附，于是妄行于上则见于七窍，为衄血、吐血；流注于下，则出于二阴为尿血、便血；壅滞于经络，则发为痈疽；郁结于肠脏，则留为瘕块，或乘风热而为斑为疹，或滞阴寒而为痛。

巴蜀名医遗珍系列丛书

血证诊断总论

《金匮要略》：寸口脉弦而大，弦则为减，大则为芤；减则为寒，芤则为虚，寒虚相击，此名曰革。妇人则半产漏下，男子则亡血。病人胸满，唇痿舌青，口燥，但欲漱水不欲咽，无寒热，脉微大来迟，腹不满，其人言我满，为有瘀血。

《证治准绳》：脱血而脉实者难治。病若吐血复衄血，脉当沉细，反浮大而牢者死。诸见血，身热脉大者难治，难治者，邪胜也；身凉脉静者易治，易治者，正气复也。

血溢上行，或唾、或呕、或吐，皆凶也。若变而下行，为恶利者，顺也。血上行为逆，其治难；下行为顺，其治易。故仲景云：蓄血证下血者，当自愈。若无病之人忽然下利者，其病进也。今病血证上行，而后下行恶利者，其邪欲去，是知吉也。

《医学从众录》：失血脉芤或兼涩象，转紧转危，渐缓渐愈；虚微细小，元气不支；数大浮洪，真阴不足；双弦紧疾，死期可决。

《寿世保元》：诸失血证，脉沉小、身凉者，生；脉大、身热者，死。吐后脉微者可治；吐衄后复大热，脉反躁急者死。

《辞典》所录"虚劳失血"条，是即肺劳之兼失血证者也。《辞典》云：此症由七情过度，色欲内伤，阴虚火亢所致，咳嗽血属于肺，痰涎血属于脾，吐血属于心，吐血成块属于肝，咳血出于肾，呕血出于胃。其他之症状甚多，治法亦有宜补、宜涩、宜行、宜凉、宜温之各异，各详本条。

《金匮要略》吐衄下血篇：病人面无色，无寒热，脉沉弦者，衄；浮弱，手按之绝者，下血；烦咳者，必吐血。

《辞典》血证总论：至其外见之症状，凡热积肺胃者必胸满脉实，大怒气逆者必面青脉弦。阳虚而血外走者必虚冷恶热，阴虚而火上亢者必喘咳内热。劳心不能生血者必烦心躁闷，劳力不能摄血者必自汗。倦怠郁结伤脾者则忧患少食，劳伤肺气者则久咳无痰。气血不统者血必散漫，积瘀停蓄者血必成块。热郁在上崅者其血必紫，虚火下起者其血必鲜。感寒泣血者血必黯黑，肺脏生痈者血必兼脓。先痰带血者，由于痰火积热；先血兼痰者，由于阴虚火狷。饮食饱闷而吐血者，必食伤胃脘而不运；饮酒过醉而吐血者，乃酒伤气逆而妄行。大抵病于内者，瘀则易治，干者难医；行于外者，下泄为顺，上溢为逆。身无潮热者轻，身有潮热者重；若九窍出血，身热不得卧者死。

《辞典》血证脉象：失血之脉，数大为阳盛，涩细为少血，细数为阴火郁于血中，芤为失血气虚不能归附也。弦紧、胸痛为瘀结，诸血皆属于肝也。脉寸口大、尺内微，为肺中伏火；尺中盛而寸口虚大，为肾虚阴火。数盛尺滑而疾为血虚有热，右手虚大为脾胃之火。微弱细小而和缓者易治，洪数实大弦急或虽小而按之如引葛如循刃者，皆不治。

巴蜀名医遗珍系列丛书

血证治法总论

唐容川为蜀中治血证有名专家，其治法云：

1. 止血

第一推重泻心汤，竭力表扬大黄能推陈致新，损阳和阴，非徒下胃中之气也。血多者于本方中加童便、茅根；喘满者加杏仁、厚朴；血虚者，加生地黄、当归；气随血脱不归根者，加人参、当归、五味、附片；有寒者加柴胡、生姜，或干姜、艾叶以反佐之。

又曰：止血之法虽多，而总莫先于降气。故沉香、降香、苏子、杏仁、旋覆、枳壳、半夏、尖贝、厚朴、香附之类，皆须随宜取用。而大黄一味，既是气药，即走血药，止血而不留瘀，尤为妙药。

注：《金匮要略》云：心气不足，吐血衄血，泻心汤主之。条文殊可疑，各家注解，殆难从信！以方证症，当是心热甚，故用苦寒降逆泻热也。

注：《金匮要略》云：病者如热状，烦满，口干燥而渴，其脉反无热，此为阴伏，是瘀血也，当下之。《时方妙用》：瘀血而吐，必先胸痛，血色必紫，或黑而成块，脉必滞涩。宜四物汤加醋炒大黄、桃仁、丹皮、香附各一钱五分。如紫血尽，鲜血见，即用六君子汤加当归调之。

2. 消瘀血

用花蕊石散令瘀血化水从小便而去，如无花蕊石，用三七、郁金、桃仁、牛膝、醋炒大黄亦有迅扫之功。又醋黄散能下血从大便去。《内经》曰：血者喜阴而恶寒，寒则涩而不流，温则消而去之。且有热伏阴分，凉药不效，而宜用从治之法以引阳出阴者，方用仲景柏叶汤（仲景原文云：吐血不止者，柏叶汤主之）。

血瘀于上焦，则见胸、臂、肩、膊疼痛麻木等症，宜用血府逐瘀汤，或人参泻肺汤加三七、郁金、荆芥。

血瘀于中焦，则腹中胀满，腰膝着痛，宜用甲己化土汤加桃仁、当归、姜黄主之。腰痛甚者，加鹿角尖，胁腹痛甚者，加蒲黄、灵脂。

血瘀于下焦，腰以下痛，小腹季胁等处胀满，宜归芎失笑散主之。大便闭结者，均加大黄。亦有当用温药下之者，生化汤及牛膝散主之（本科治产后恶露及胞衣不下之方）。盖下焦瘀多宜温药。

注：《时方妙用》：血证有不宜刚燥之剂者，或烦渴燥热，睡寐不宁，五心烦热，宜圣愈汤。

瘀血流注四肢疼痛肿胀者，宜化去瘀血，消利肿胀，小调经汤加知母、云苓、桑皮、牛膝治之。又有瘀血留于肌腠阻滞营卫，发寒发热，似疟非疟，骨蒸盗汗，咳逆交作，用小柴胡汤加当归、桃仁、丹皮、白芍主之。寒甚者加荆芥、细辛；热甚者加花粉、粉葛、青蒿、知母；咳有痰火，加蒌霜、杏仁、寸冬、五味、云苓、知母；水饮上冲，加葶苈子。

3. 宁血

血止荣卫未和，外感风寒以致吐血，必有身痛、寒热等症，香苏饮加柴胡、黄芩、当归、白芍、丹皮、阿胶治之。

胃经遗热，气燥血伤，而血不得安者，其症口渴、哕气、恶闻人声，多躁怒，闻木音则惊，卧寐烦而不安，犀角地黄汤主之。重则合白虎汤大清大凉以清胃热，轻则只用甘露饮以生胃津。

因肺经燥气，气不清和，失其津润之制节而见喘促、咳嗽等症，以致其血牵动，清燥救肺汤主之。火盛加犀角，血虚加生地黄，痰多加尖贝。润燥宁血为肺痿等症之良方。葛可久《十药神书》专医虚损失血，用保和汤。

注：《寿世保元》吐血条云：先吐痰而后见血者，是积热也，宜清肺汤。云苓、陈皮、当归、生地黄、白芍、天冬、寸冬、山栀子、紫菀、甘草、乌梅、桑皮，水煎服。喘急加苏子去天冬。按此方与伯未所论差同，是经验效方也。

《时方妙用》云：高鼓峰心法于血证独精，其去除瘀血与伤寒外，其余都属七情、饥饱、劳力等因，必见恶心，一味固元汤主之。

又云：《仁斋直指》谓，阳虚阴必走，大吐大衄，外有寒冷之状，必见脉细小而手足寒冷，腹痛便滑，此虚寒之证。可用理中汤加南木香或甘草干姜汤，其效果更著。

又有饮食伤胃，胃虚不能传化，其气上逆，亦能吐衄，亦宜上二方。余用甘草干姜汤，其干姜炮黑，加五味子二钱，甚效。从《慎柔五书》得来。

《证治准绳》云：理中汤能止伤胃吐血，以其方最理中脘，分利阴阳，安定血脉。

因肝经风火，血不能静，则见口苦咽干、目眩、耳鸣、胁痛、逆气、躁怒决裂、骨蒸妄梦，以逍遥散平剂和之，再加僵蚕、桑寄生、玉竹、枣仁、牡蛎、青蒿。肝火偏胜，致令血不能藏者，则宜加阿胶、山栀子、胆草、胡黄连、前仁、牛膝、青皮、牡蛎，当归芦荟丸尤破泻肝火之重剂。

又有冲气上逆，其症颈赤头晕，火逆上气，咽喉不利，乳下动脉弹指，颈上动脉现出皮肤，麦门冬汤主之。审其冲阳太旺者，加知母、枳壳、白芍，或加栀子、黄芩、木通、前仁、牛膝，以利阳明之水。若冲脉夹肾中虚阳上逆喘急者，宜用四磨汤。

4. 补血

以滋补肺胃为主，不及备录其法。

秦伯未《内科讲义》杂论：先嗽痰后见血，皆是胸膈痰盛，此膏粱积热，实火攻冲，先伤肺经之气，煅炼而咳白痰，日久不愈，因伤肺经之血，逼迫而嗽血者也。治宜泻白散，加石膏、知母，先清肺经气分之火，以治其本；后用犀角地黄汤、黄芩一物汤，清肺经之火，以治其标。此即《金匮要略》酒客致咳，必致吐血，六脉数大，宜清肺胃两家之火者也。

若先咯血，后嗽痰，皆是阴虚火动，津竭血燥，水中火发，先伤肺经之血，故先咳纯血；日久不愈，因伤肺经之气，然后咳嗽白痰。治宜犀角地黄汤加荆芥、黄芩，先凉肺经血分之火，以治其本；后用苏子、玄参、阿胶合泻白散，清肺经气分之火，以治其标。此即《金匮要略》阴虚劳瘵之症，六脉细数，不可补气，而遵壮水之主以制阳光之条者也。

有真阳不足，脾肾虚寒，面色萎黄，时或咳嗽见血，脉多空大无力，此土不生金，肺经亏损，肺气虚，不能摄血，大宜温补，切忌苦寒。此即《金匮要略》面色白，脉沉迟，越人所谓损其肺者益其气之条也。《医学从众录》谓，内伤咳血、吐血，必积渐而来，以致盈盆盈斗，脉必洪大，而重按指下全空，以补中益气汤或当归补血汤峻补其虚，虚回而血始止。若用柔润之药，凝滞经络，鲜克有济，必以气分大补之品，始可引其归经，此余屡试屡验之法也。

夫吐血与咳血不同，咳血纯是肺家伏火，故一切温剂、补剂与兜涩之剂，皆不可用。节斋有服参必死之戒，单为积热痰盛咳血嗽血者言。

至吐血家亦有久吐而致阳虚者。盖吐血虽是阳旺，若久而不止，则真阳亦虚，故仲景有血脱益气之法。又有吐血不止，用柏叶汤。柏性燥，《本草纲目》但有益脾之名，仲景以久吐不止则阳随阴耗，用寒凉止血之药，皆不应，故用柏叶性燥辛香之味，引血归于脾经，是以原文用以治久吐血，且曰不止者，并不列于咳血门中也。今人不会前人本意，误治咳血嗽血，因并表而出之，以示区别。

《证治准绳》载肯堂友人苏伊举曰：吾乡有善医者（即滑伯仁），每治失血蓄妄，必先以快药下。或问失血后下，虚何以当？则曰血既妄行，迷失故道，不去蓄利瘀，则以妄为常，何以御之？且去者自去，生者自生，何虚之有？（余按此法乃使血热下行，减其上逆之势耳。其理未可信而法则不差，是以唐容川推重泻心，《寿世保元》用桃仁承气）

陈修园《医学实在易》理论：若从风寒得者，麻黄汤加味可用；从酷暑得者，竹叶石膏汤、白虎汤、六一散可用；从秋燥得者，泻白散可用；诸经之火炽盛者，四生丸可用，六味地黄汤亦可偶服，皆治标之剂也。

若固元汤之平补、理中汤之温补、甘草干姜汤之补其上、黄土汤之益其中下，与《褚氏遗书》所言"血虽阴类，运之者其阳和"句，均各得大家不言之秘。余于此症各方，俱加鲜竹茹四五钱，为效甚速。或另加大黄、桃仁行血破滞之剂折其锐气。如滑伯仁之理论。

按：加鲜苦竹茹，余亦尝用此法，甚效。

陈氏又云用麻黄汤加减之理由，盖麻黄能散血行于经络肌腠皮毛，环转流行不息，则不至上溢下溢。李东垣麻黄人参白芍汤暗合此意。张隐庵用紫苏梗，叶贤用荆芥亦同。

又，血证虚极，必用当归补血汤以补之。

《时方妙用》：大吐、大衄、大崩之症，血若稍止，急用独参汤服，服后听其熟睡，切勿惊醒，则阴血复生矣。（法出《十药神书》）

《医学从众录》：肾中相火（即龙雷火）不安其位，以致烦热不宁，舌燥口渴，为吐血、咳血、衄血等症，其脉多寸洪大过于两关，两关洪大过于两尺；浮按洪大，重按濡弱如无。宜用景岳镇阴煎、冯氏全真一气汤、七味丸（八味丸去附子）主之。盖龙雷之火，得雨而愈炽，惟桂附辛热之药可以引之归原，所谓同气相求是也。

吐血、衄血及妇女经漏血崩（子宫出血），炖服大量阿胶（三四钱至六七钱）可止。其理由在增加血液之凝结力。其他如鱼胶、鹿角胶、龟胶、白及等均可应用。（然按，此法较服花蕊石散、十灰散等为佳，惟吸收较迟）

张锡纯治吐血，推生赭石为特效药。其言曰：吐血之症，或虚或实，或凉或热，治之皆当降胃为主，而降胃之品最有力者，当推赭石为首。故余治吐血之症，方中皆重用赭石，再审其胃气不降之所以然，而各以相当之药辅之，治无不效。

喻嘉言曰：气虚脱者，但服人参，转令气高不返，是独参汤用于失血后，似必未尽妥当。然审其气虚，血自二便下脱，其脉微弱无力者，独参汤自属要药。

林德翔曰：人参虽能挽回元气暴脱于顷刻，但其性走上，助气上升，若用于呕血吐血大作之际，气欲从上脱者，必须重加生赭石与之同煎，或用生赭石细末三四钱，人参汤送下方为有利无弊，否则凶危无不立见。

张锡纯云：血余炭善治吐血、衄血，化瘀血，生新血；而常服之，又可治劳瘵。用时以清热解毒诸药煎汤，每次送服一钱。血炭粉能止吐血。此药制法，用丝棉一方，宰猪时置之血桶，以染其鲜血，阴干煅存性，碾为末，收存密封。遇吐血之症，酌量服之，淡盐汤送下，或用血炭粉一钱，加白及末五分，三七末五分和匀，分数次开水送下，其效如神（《中医季刊》五卷一号）。

《光华》三卷五期冯玉麟"吐血与下血论治"，其治法注重温热，颇可以警寒凉之习，而为临床之参考焉，兹录如后：

冯云：玉麟行医届二十年，阅历不为不多，批阅医籍五百三十二种，对于吐血与下血，遵朱、叶、徐、王、薛诸家治法，未敢大事温补，是以获效者无一人也。

舍弟润身天资颖遂，将毕业于湖南一师，患吐血而亡。悲痛之余，恨不欲生！窃以生为医士，而不能救吾弟，思之，竟欲解业而不与闻也。恭迎治者沓来，一时殊难拒绝，率以未果。

于是对于吐血与下血之症，发奋忘食，深加研究，每遇斯症，全开通套法，普通理想，专从喻嘉言、舒驰远、齐有堂等家温补健中气之治法。始用之顷，总去苦惧之心，既而无事，则胆量增大，分剂亦加重，见效之捷，不至一月，则告痊愈矣，未见有丝毫偾事者。至为余所愈者，均为他医施用套方常法，日益势重，以致生命必绝者。始信朱、叶、薛、徐、王诸火家之论，殆不可尽信，非然何至日多一日耶？据寻常理论，患斯症者，为阴虚于下，不能制火，则火上燔，血随溢出，填阴补髓之不暇，尚敢谬施温热之药哉！滋阴清润，固属不误，何玉麟前所宗朱、叶、薛、徐、王诸家之治法不愈一耶？抑后治者，又岂无一人阴虚之于下哉？今者公开经验，阐发斯旨，祈编辑者采录登出，俾患斯症者，庶几乎早脱沉疴，则余心得安矣。

故张仲景治劳病，曾无一句涉及阴虚于下，龙火上燔之语，其所用药，亦固两阳，或曰上古气厚，缺乎阴虚之人。是又不然，曷不观《伤寒杂病论》，今人审之，疗伤寒、疗杂病，皆有特效，思劳病一门，独疗上古之劳，而不疗今人之劳耶？有是理乎？近人周岐隐先生治吐血有附子理中汤之治验（见《光华》二卷八期），沈啸谷先生有肠风下血治验用归脾汤、补中益气汤、黄土汤加附桂干姜温中升提之品，屡验（《光华》一卷五期一卷五期），此皆苦口婆心唤醒迷途，勿使再误于普通之套法套方也。

巴蜀名医遗珍系列丛书

《辞典》血证治法

1. 吐血宜降气不宜降火（气不上升则血随气行，无溢出上窍之患）；宜行血不宜止血（行血则血循经络，不求其止而自止）；宜清肝不宜伐肝（清肝则肝气平而血有所归）。清肝宜滁菊、钩藤、白芍、石决明之属；清脾宜寸冬、薄荷、橘红、贝母、枇杷叶之属；养脾宜苡仁、山药之属；下气宜旋覆花、降香、苏子之属；养心宜枣仁、茯神之属；补肾宜山茱萸、枸杞子、牛膝之属。此屡试辄验之方。然阴无骤补法，非多服不能收效。

2. 失血时以水试之。浮者，肺血也；沉者，肝血也；半浮半沉者，心血也。各随所见，以羊肺、羊肝、羊心蘸白及末，日日食之。

3. 由于肺病者宜清降不宜升散，心病者宜养营不宜耗散，脾病者宜温中不宜酸寒，肝病者宜疏利甘缓不宜秘滞，肾病者宜壮水滋阴不宜克伐，胃病者或宜泻或宜补，当察兼症虚实而治之。

4. 活血之药不可单行单止及纯用寒凉滞腻，如用时须酒炒酒煮。久服血药无效者，以川芎和之。又活血药以荆芥为上使，连翘、黄连为中使，地榆为下使。血不足者，宜甘草；血瘀黑者，宜熟地；血鲜红者，宜生地；脉洪实者，宜酒大黄；和血止痛宜当归。

5. 血溢血泻及诸蓄血妄行症，其始宜以行血破瘀之剂，折其锐气，而后区别治之。盖血既妄行，迷失故道，不去蓄利瘀，则以妄为常，故失血家宜下者，当施之于蓄妄之初；而失血家忌下者，当戒之于亡血之后。

6. 阳证溢出鲜血，阴证下如豚肝。上而血者宜黄芪桂枝汤、白芍当归汤；中而血者宜当归建中汤、增损胃风汤；下而血者，宜芎归术附汤、桂附六合汤。

7. 诸血者在阳行二十五度者，宜黄芪四君子汤；行阴二十五度者，宜当归四逆汤。若阴虚阳走，脉沉而散，外证虚寒无热候者，宜用乌金散（在上用散，在下用丸）；次以木香理中汤和大七气汤入川芎煎，调乌合香丸温之。

血证兼证

1. 失血口渴

《辞典》：失血之后，口干作渴，宜十全大补汤或生脉散加黄芪、煨葛根、枇杷叶，量胃气虚实而用之。

2. 失血心痛

《辞典》：此症因血崩或小产失血过多，心脾血虚无以营养，故痛如刀刺；崩甚则痛甚，崩缓则痛缓。治法如下：①小腹喜按，所下淡色血水者，此阴血耗散，宜先用乌贼骨焙为末，醋汤调下，后用补中益气汤并举之。②小腹有块，按之作痛，血色红紫，中有结块者，此瘀血不散，宜先用失笑散，后用十全大补汤峻补之。③心血虚弱而痛者，宜芎归汤。④郁结伤血而痛者，宜归脾汤。

3. 失血发热

《辞典》：失血之后，往往发热，六脉洪大，乃虚火上炎外扰之故，若误用发散等药，则危殆立至，宜当归补血汤或茯苓补心汤。若兼头晕者，宜降气汤合四物汤各半，加阿胶一钱（特效方：藕汁调发灰治疗各种出血，疗效非常好）。上方系按成都中医学院科研论文，于正普所著"祖国医学对于血液学的贡献"一文引用出的。

血证统治

诸窍出血方（《太平圣惠方》）：头发、棕榈、陈莲蓬，烧灰等分，每服三钱，木香汤下（《时方妙用》载此法）。

固元汤（高鼓峰《心法》）：炙黄芪、人参、当归身、白芍、甘草，加姜枣水煎服。

镇阴煎（《景岳全书》）：治阴虚于下，格阳于上，则真阳失守，血随而溢，以致大吐大衄，六脉细脱，手足厥冷，危在顷刻。熟地一二两，牛膝二钱，附子、肉桂、炙甘草一钱，水煎温服，则孤阳有归而血自安。如热甚喉痹，以水浸冷服。

全真一气汤（冯氏）：滋阴降火之神方。熟地一两，冬白术三钱（乳拌蒸），寸冬三钱，附子一钱，牛膝二钱，五味八分，人参三钱（用开水别炖调入），水煎服。

秘红丹（张锡纯制，录自《中医季刊》五卷一号）：治吐血极效。大黄、肉桂各一钱为末，和匀，生赭石六钱煎汤下。

保元寒降汤（张锡纯制）：治吐血后，咳吐痰血相杂者。人参一钱五、生赭石四钱，三七二钱，牛蒡子二钱，杭芍二钱，山药五钱，知母三钱，水煎服。若脉大无力右部尤甚者，可加鲜竹茹三钱，寸冬三钱。

前人归纳为：实热出血，可选用地榆、茜草、侧柏叶、槐花、棕榈等药；阴虚热出血，可选用阿胶、童尿、藕节、白茅根、白及等药；气虚出血，可选用艾叶、仙鹤草、血余炭、乌贼骨等药；血瘀出血，可选用三七、蒲黄炭、大小蓟、藕节等药。外伤局部敷药，可选参三七、仙鹤草、血余炭、乌贼骨等。

巴蜀名医遗珍系列丛书

吐血

1. 吐血病因

俞氏云：夫血行脉管，赖气以固。若一旦感受刺激，则脉管破裂，血溢于外；或怒气迫血，或气虚则血亦有外溢之主。血瘀于胃，气火盛则迫血，故由食道涌吐而出。

吐血之原因甚多，见咯血丁氏所述外，亦更摘录《大众医刊》卷七期梁俊青所述如下：

有从肺部来者，有间接从心脏来者，有从肠胃来者，有从咽喉口腔鼻等而来者，又有年老之人，血管硬化，胃血管充血破裂而来者。患伤寒之人有时亦可吐血，其他如肠部血管栓塞，或黄疸等症，女子倒经等。

2. 吐血证候

俞氏云：血从肺经溢入于胃者，则脊背疼痛，辘辘有声；血从肝经溢入于胃者，多胁肋疼痛。

《诸病源候论》云：吐血有三种：一曰内衄。出血如鼻衄，但不从鼻孔出，是近心肺间津出，还流入胃内，出如豆汁，或如衄血，凝停胃里，因而满闷便吐，或数升乃至一斛是也。二曰肺疽。饮酒之后，毒满便吐，吐已后有一合、二合，或半升、一升是也。三曰伤胃。饮食大饱之后，胃内冷不能消化，则便烦闷，强呕吐之，所食之物与气共上冲蹙，因伤损胃口，便吐，血色鲜正赤是也。（徐灵胎曰：此三种皆是吐血，与咳血迥别）

凡吐血之后，体恒奄奄然，心里烦躁，闷乱纷纷，颠倒不安，寸口脉微而弱，血气俱虚，则吐血；关上脉濡而芤，则吐血。脉细沉者生；喘咳上气，浮大者死。久不瘥，面色黄黑，无复血气，时寒时热。（此三者乃是吐血证。若嗽血属肺，又是一症，多难治）

九窍出血。营卫大虚，腑脏伤损，血脉流散，脉数，不得卧者死。

《辞典》吐血篇：吐出纯血而无声响，甚者倾盆盈碗，非若呕血之辘辘有声也。

《金匮要略》：夫吐血咳逆上气，其脉数而间之热不得卧者死。夫酒客咳者，必致吐血，此因热饮过度所致也。心气不足，吐血衄血者，泻心汤主之。

何观按：此症之血出于胃，胃为水谷之海，中含杂质，故所吐虽多，不即凝结。若脉静、身不发热者无害，治宜清理胃气，以安其血；不可骤止，止则使血留积为瘀血之根，致不时举发，亦不可峻攻致连伤其血。

3.吐血类诊断

俞氏曰：吐血，左脉不调属肝，右脉不调属肺。凡怒气迫血，或气虚者，其脉静，或弦无力。咳血，平缓微弱者轻，弦数急实者重。咯血，肾虚者脉虚弱，风寒者脉浮紧。呕血，比吐血较重，其脉弦。若脉大身热不已者难治。唾血，脉血尺弱关弦，或滑实。

4.吐血疗法

俞氏云：吐血因于火者为最多，故宜泻火止血。如三黄泻心汤、犀角地黄汤、当归芦荟丸、胆汁逍遥散、十灰散等。

汗出喘甚，肢冷，脉伏者，或中土虚寒，宜用炮姜附子等；或因血瘀积滞，宜用归、地、桃、芍等；气虚失摄而吐血者，脉息微弱，四肢厥冷，面色淡白，宜补气摄血为主，如加味保元汤、人参养荣汤。

《证治准绳》云：有时或吐血两口，随即无事，数日又发，经年累月不愈者，宜黑神散和小乌沉汤常饮（盖行气消瘀也）。

按：1964 年 5 期《天津医学杂志》404 页"对中药止血剂之药理作用机制的体会"。

《寿世保元》吐血条云：每言语过多而吐血一二口，久有此病，遇劳即作，此劳伤肺气，其血必散，视之果然，宜服补中益气汤加寸冬、五味、山药、茯神、远志，立效。

吐血不止，发热面红，胸膈胀满，手足厥冷，烦躁不宁，用归身二钱，川芎一钱五分，官桂三钱，水煎服，立效。

吐血咳嗽，上喘心慌，脉洪火盛，死在须臾。用鲜生地绞汁半盅，童便半盅调匀，连汤煮一沸，温服立效。

治诸失血，用韭菜连根洗净，石臼内捣烂，入童便搅和，布绞去渣，澄清饮一杯。或单饮，或入药饮，或加百草霜二钱饮，立止。

《备急千金要方》治吐血百治不瘥，疗十十瘥，神验不传方：绞地黄汁半升微蒸入，生大黄末方寸匕，空腹服之，日三，即瘥。

《外科证治全生集》吐血立愈方：凡吐血多者，觅三两重大当归一只，全用切细，取好陈酒一斤，慢火煎至一满碗，炖于锅中，以温为妙。候将要吐，尚未去口，口中有血含住，取药一口，连血咽下，即此一剂而愈，后不再发。

按：《寿世保元》皆曾经实验之方，良效。《辞典》吐血条例，此为行法。

每有医家但云：吐血尚要戒酒，岂可酒煮当归而服，服则血喷不止，如之何？殊不知当归能引血归经也，全用则定血。此乃余家世传，活人甚多，从无一误。

《大众医刊》陆渊雷吐血急救方：血吐如狂，急饮男童小便一大碗。若自己无梅毒淋病，己尿亦可。

按： 尿能止血之功，征诸实验，信然。饮之若日久，且有强身之功，盖余曾实验也。

沈仲奎则以尿调花蕊石二钱至五钱，治呕血一盈盆。法出《十药神书》。

《辞典》吐血条，治法如下：

（1）阴分不足，虚火上迫肺肝，致阴血妄行，血色鲜红者，属阳证，宜犀角地黄汤随证加桃仁、茜根、橘红、木香、大黄、童便之属。若因感受寒凉，多食生冷，邪入血分，血得冷而凝，不归经络而妄行，血色黯黑，面白脉微者，属阴证，宜干姜甘草作汤或四物理中汤。若误用凉药必殆。

（2）吐血初起脉洪数者，属外因，宜用参苏饮加归身，倍茯苓。二三剂后，脉数退而洪不退者，用六味地黄丸加沉香，以纳气归原；若洪退弱极，用四君子汤加橘红，以补脾生肺。

（3）因嗜欲无度，饥饱不节所致者，宜用枇杷叶、款冬、紫菀、杏仁、荆芥、桑白皮、木通、大黄，共为末，烘蜜丸噙化。

（4）因冒雨著伤，郁于经络，血溢妄行，流入胃脘而吐血者，宜肾著汤。头痛加川芎。

（5）因受惊恐而血出于心者，宜丹参、山药、寸冬、茯神、当归、生地之属。

（6）脉本微软虚软，精神疲倦，气虚不能摄血者，宜人参饮子，或独参汤，或团参丸。

（7）吐血数日即止，不久又发，经年累月而不愈者，宜常服黑神散，及小乌沉汤。（此条出《证治准绳》）

（8）自己小便，撇去头尾，撇碗内，日日饮之，一月见效。惟须戒房事，并忌食葱、蒜、煎炒等物。小便方清，碗中置足纹银一块（约重五六钱），则无臊气，饮后食南枣三枚则不恶心。（此法用于咳嗽吐血，尤效。但咳诸药不效者，服童便亦效）

《辞典》共载治法十六条，中八至十五多不足取，故弗录。

《辞典·吐血不止》：《金匮要略》：吐血不止者，柏叶汤主之。

（1）用生地黄、当归、丹皮、赤芍煎汤，入藕汁、童便各一盏，血余灰二钱，墨灰五分，调匀热服。

（2）本人吐出之血，磁锅焙干为末，用参麦汤调下，每服一钱二分。

（3）用松花散、百花煎，并常服大阿胶丸；不应，以伏龙肝二钱，米饮调下。

《辞典》虚劳吐血：

（1）男子精未充而御女，女子倒经，血溢于上，致肢体蒸热，咳嗽不已者，并宜乌骨鸡丸，或巽顺丸。

（2）上热下寒者，宜四味苁蓉丸，或济生鹿茸丸。

（3）气血虚弱，不见火象者，宜人参养荣汤加麦冬，或用加味救肺饮加郁金末，甚者用神传膏。

（4）吐出之血晦淡不鲜者，俱当用温热之剂，切忌寒凉；或使血行之后，用苡仁（宜多）、百合、寸冬、鲜地骨皮。嗽、渴者，加枇杷叶、五味、桑根白皮。

按:《寿世保元》: 凡人因酒色过度，或劳役过度，或烦虑劳心，内省极深，或心肺脉破，血气妄行，血如泉涌，口鼻俱出，须臾不救。用黄滨江方: 侧柏叶蒸干、楝、参去芦，等分为细末，每服二钱，入飞面二钱，初汲水调和，如稀糊。

劳力吐血: 此因用力太过，努破经络所致，治宜引血归经，用芎归饮或发灰散止之，更须和养气血，谨慎调理，能出损任络复完，则血液自循轨迹道。

劳心吐血: 操劳太过，心火上炎而吐血也。宜米莲散、天门冬汤，或归脾汤去木香，加寸冬、阿胶。

损伤吐血: 此因坠跌仆打，损伤经络所致，治法如下:

（1）先以藕节汁、侧柏叶汁、韭汁、童便、陈京墨汁，化阿胶以止之，或用发灰散以止之; 再以川芎、当归、白芍、百合、芥穗、阿胶、丹皮、紫金藤、大黄、滑石、红花煎汤，调番降香、白及末服。

（2）先用苏合香丸，后用黑神散和小乌沉汤、童便调治。

（3）涌吐者用芎归饮，有瘀血者或加大黄以下之，或加桃仁、红花以破之，或加玉金、黄酒以行之，或干藕节散。

（4）吐出粉红色痰涎者，肺络受伤而血渗也。用鲜藕、白糯米、红枣煎汤频频服之。服之日久自愈。

阳虚吐血: 此证为脾胃气虚不能固护阴气，宜凉药止之，用生地黄膏。然亦有气虚挟寒，阴阳相交为守，荣气虚散，血亦错行，其外必有虚冷之状，血色必暗黑而不鲜，法当温中，则血自归经络，用理中汤加南木香或甘草干姜汤，其效甚著（亦可用伏龙肝、甘草、干姜、白术、阿胶、黄芩以折炎上之势，而复既脱之阴，此从治法也）。

肺痿吐血：①痰带血丝，盗汗发热，热过即冷，饮食减少者，宜劫劳散或一味苡仁入酒少许，大剂煎服，或为细末，蘸煮熟猪肺食之，或用苡仁煮粥，日食半升。②吐出脓血者，宜阿胶紫菀汤加甘草、桔梗，或黄明胶散，或人参平肺散。③因久嗽咯血而成肺痿，时吐白涎，胸膈满闷，不思食者，宜扁豆散。④虚劳肺痿，咳唾腥血稀痰，或面上生疮者，宜人参蛤蚧散。

气郁吐血：情怀菀结，气郁不舒而吐血也，治宜止之。若胸膈闷痛者，是为瘀血，加桃仁、大黄；热盛者，加黄芩、黄连。

按：《辞典》吐血不止条：因阳虚不能制阴，阴气暴逆，吐血成升斗，或血色瘀晦如污泥者，宜花蕊石散。内虚寒而外假热者，宜千金当归汤，不应用十灰散遏之。

郁热吐血：此证由寒邪在表，闭热于经，血为热迫，而溢于络外，治宜疏散其表，则郁热疏而血自止；不效，则用清热降血之剂。如肺气已虚，客热不去，咳嗽、咽干、吐血、嗽血者，又宜甘润养血为主，而佐以凉肺之剂，如大阿胶丸之类。

风热吐血：此证由风热并入络中，致血溢络外，乍寒乍热，咳嗽口干，胸中烦躁，治宜辛凉入血之剂，用圣惠荆芥地黄汤或武济荆芥穗散。

中暑吐血：此证由暑毒攻心所致，嗜酒及阴虚者多患之，并见脉大气喘、面垢、头晕、多汗、烦渴、干呕诸症，治法如下：①用枇杷叶散或蒲黄、犀角、栝楼根、甘草各二两，葛根、桑寄生各三两，㕮咀，水七升，煮取三升，分三服。②先用茅花、灯心、寸冬煎汤，入藕节汁、侧扇柏汁、茅根汁、生蜜汁各少许，调五苓散服。俟血止后，再用生地黄、当归、丹皮、赤芍、百草霜为末煎服，一二贴后，用黄芪六一汤调理。③五苓散或桂苓甘露饮，并加寸冬、五味、藕节汁。

按： 胸中有气窒塞者，宜桃仁承气汤加茜根。因热伤而吐衄不止者，宜参地煎。气虚者倍人参，血热者倍生地黄。

伤酒吐血：①由饮酒过度，伤胃而吐血者，宜理中汤加金铃子、干葛花，或六君子汤加香砂、干葛。②酒后强吐，胃络受伤，及低头屈损肺脏而吐血者，宜用简易黑神散。为之失音者用槐花散。余如葛根、蔻仁、侧柏、茅花之属，均可酌用。若势如涌泉，口鼻俱流者，须臾不救即死。③因酒后闷呕，血从吐后出者，宜新定紫菀茸汤。若兼因啖辛热之物而得者，宜大蓟饮，或红枣烧存性，百药煎煅研末，米汤调服二钱。

伤食吐血：食物过饱，胃冷不能消化，烦闷强呕，致伤胃口，吐血鲜赤，腹中绞痛，自汗，宜枳实理中汤加丹皮、扁豆灰（一说宜川芎、扁豆）或简易黑神散。渴甚者，用葛黄丸，或白术丸；声未失者，用槐花散，余如白术、陈皮、山楂、神曲、甘草、谷芽、砂仁之属，均可酌用。若脉紧而数者，难治。

按： 吐血不止，因酒劳色伤，血出如涌泉、口鼻俱流者，急用侧柏叶（煎焙）一两五钱，芥穗（烧灰）、人参各一两，共为细末，入飞罗面一钱，新汲水调为稀糊服。此症危在顷刻，不救即死。

《中参西录》三期二卷 62 页载有秘红丹一方，用大黄、肉桂各一钱为细末，更用生赭石细末煎汤送下。治肝郁多怒，胃郁气逆，致吐血、衄血及吐衄之症，屡服他药不效者，无论因凉因热，服之皆有捷效。至身体壮实而暴得吐血者，又少亦可适其方，将大黄、肉桂细末各一钱五分，和入六钱生赭石细末，分三次服，白开水送下，约点半钟饮一次。

按：本方曾有病肺结核咳血不止，服中、西医止血药不效，用之即止者。至于患者有多梦、善惊、多怒、梦中哭泣等者，尤效。因兼肝气郁逆之过也。

咳血

1. 咳血原因

俞氏曰：肺主气，咳者气病也，故咳血属于肺。咳血之原因，一由胃中火盛乘肺，或咳久伤肺，致脉管破裂，而血从痰咳出；一由风燥客肺，肺之津液被耗，则血管亦被伤破，故上气咳血。

秦伯未《内科讲义》肺伤吐血原因：有膏粱积热，痰火伏于肺胃之间，久嗽失治，土中之火刑金，而《金匮要略》所云酒客致咳，必致吐血之一条也（原文云：夫酒客咳者，必致吐血，此因热饮过度所致也。）；有房劳精竭，肾火刑金；有思虑伤脾，脾火消阴；有郁怒伤肝，肝火怫郁；有用心太过，心火妄动，即《金匮要略》"夫吐血咳逆上气，其脉数而身有热不得卧者死"之一条也；有阳虚不足，血虚气弱，土不生金，即《金匮要略》"病人面色白，内无热，脉沉迟"之一条也。

按：《金匮要略》只有"病人面无色，无寒热，脉沉弦者衄；脉浮弱，手按之即绝者下血；烦咳者必吐血"之一条，未省秦氏所引何本。

咳血是肺血管破坏的现象。它的原因，以结核性病变为最多，其次即为肺炎、郁血、肺坏疽、动脉瘤、过度劳动、饮酒及吸烟等（《大众》卷七期）。

2. 咳血证候

俞氏云：咳逆不卧，痰中血丝，喉中气滞不快。外感风寒，则觉头痛，恶寒，发热，鼻塞咳逆。若久咳则恐成劳瘵，宜注意！

秦氏《内科讲义》肺伤吐血征象：身无表邪，咳嗽吐血，《金匮要略》有三大法门：若先咳嗽吐痰，后咳嗽吐血者，此是肺胃积热，痰火上冲之证也；若先咳吐纯血，后乃咳嗽吐痰者，此是阴虚阳旺，劳瘵骨蒸之证也；若面色白，脉沉迟，内无热者，此是土不生金，阳虚不能收摄之证也。

《辞典·虚劳·咳血》：即肺劳之兼症也。《辞典》又云：此证肌肉消瘦，四肢倦怠，五心烦热，咽干颊赤，心忡潮热，盗汗减食。

3. 咳血诊断

秦氏《内科讲义》肺伤吐血诊断：右手洪数，膏粱积热；若见滑大，痰火内结；左尺躁疾，房劳精竭；右关细数，脾阴消竭；左关弦数，肝家郁结；左寸躁疾，心火妄动。亡脉沉迟，阳虚之别。

4. 咳血疗法

俞氏曰：气逆痰血，属于火者，宜宣肺止血，佐以清火化痰，如苏子降气汤加三七、藕节、枯芩、麦冬等，补血加归、地；外感风寒者，宜麻黄汤；燥甚者，宜清燥救肺汤；久咳伤肺，则宜补肺阿胶汤、百合固金汤。

秦氏治法以该书杂论较佳，故不录本条治法。杂论见血证总治篇。

《医学从众录》：先天不足，肾水素虚，又兼色欲过度，以竭其精，水衰则火亢，必为咳嗽、吐血、咳血等症；其脉浮虚而数，或涩而芤；外症干咳骨蒸，口舌生疮，小便赤短。治之之法，忌用辛热，固不得待言，即苦寒之品亦须切戒。若用寒凉，则孤阴不生，而过苦之味，久而化火，俱非阴虚证所宜也。须用甘润至静之品，补阴配阳。

赵养葵：以六味丸主之。余每于水虚火亢之重症，用大补阴丸，多收奇效。

《辞典·虚劳·咳血》：治宜黄芪鳖甲散、人参黄芪散，或异功散加阿胶，或四君子加黄芪、鳖甲、麦冬、五味，余如固本丸、集灵膏之属，均可酌用。若脾胃虚而大便不实者，宜琼玉膏；若因咳血日久而成虚劳者，治法上同。

5. 咳血方

清咳汤（《寿世保元》）：治咳嗽痰中带血。

当归、白芍、桃仁、贝母各一钱，丹皮、白术、黄芩、栀子各五分，青皮、桔梗各五分，甘草三分，水煎服。

痰中带血，多见于肺痨病者，可用白及四钱，三七一钱五分，煎服。白及不但止血，兼可减少气管之分泌；三七止血无留瘀之弊。（《大众》一卷四期）

《辞典·痰涎血》：痰唾中带有血丝、血点也。此证多由脾脏蓄热，或劳伤肺脏所致。治法如下：

（1）通治宜加味逍遥散、清肺汤，及葛根、黄芪、黄连、芍药、甘草、当归、沉香、生地黄、石斛、茯苓、陈皮之属，均可酌用。

（2）因六经火壅者，宜山栀地黄汤。

（3）因思虑伤脾者，宜生地黄、石斛、葛根、丹皮、甘草、茯苓、陈皮、黄芪之属；若伤心肺二脏者，宜天门冬汤。

（4）因阴分虚弱者，宜清火滋阴汤。

（5）痰唾中有少血散漫者，此肾虚火凌之血也，宜六味地黄汤加童便、阿胶。

（6）血如红缕在痰中嗽出者，此肺血也，宜二冬、二母、白及、阿胶、甘草、苡仁、紫菀、百合、桔梗之属。

（7）热嗽咽疼，痰带血丝，或痰中血多色鲜红者，并宜金佛手散加阿胶一钱，或用童便、竹沥止之。不应而色变瘀色者，此非热证，宜用杏子汤。参看血证条。

《寿世保元》：先吐痰而后见血者是积热也，宜清肺汤（云苓、陈皮、当归、生地黄、芍药、天冬、寸冬、黄芩、山栀、紫菀、胶珠、桑皮、甘草、乌梅各等分，枣一枚，水煎服。喘急加苏子，去天冬）。此方曾经验有效。

咯血

1. 咯血病因

俞氏曰：气管咯出血块而不咳嗽，谓之咯血。一由风寒之邪客于太阳；一由房劳伤肾，虚火妄动。

《辞源》：咯，勒咢切，音酪。今以咳血为咯血，读如咯，与咯同。又云：一名肺出血，或因喉头气管出血而起。

本症之原因甚多，大抵由呼吸气道（喉头、气管、气管支、肺脏）来者。由喉头及气管而来之出血，除出血性喉炎以外，皆因大动脉、肺动脉、锁骨下动脉、颈动脉之动脉瘤，与气道破坏而来。

支气管出血，大抵由支气管之炎症与溃疡形成而来。剧甚之支气管炎、纤维性支气管炎、心脏病及肾脏病之出血性支气管炎、支气管扩张、腐败性支气管炎等，皆能诱发本症。

本症最多之原因，在肺结核，是因支气管黏膜纤维松粗，血管易于破裂，或其血管生结核结节，或陷于脂肪变性，故发是症。而其出血，或为毛细血管出血，或为气管动脉出血。

此外，如剧甚之咳嗽、长久之高声谈话、吟咏，努责任重、行军、骑马、异物窜入、吸入过寒过热之空气及刺激性气体，则亦酿成支气管出血。

大动脉瘤、肺动脉瘤穿破于支气管，或胸廓外伤，或麻疹、猩红热、痘疮、疟疾与血友病、坏血病、紫癜、萎缩肾等，亦发本病。

本症又见于肺坏疽、肺脓疡、肺脏肿瘤（癌肿及肉肿）、肺脏寄生虫（包虫、丝状虫）等。

《辞典·咯血》：喉中咯出血块或痰中夹血点也。其源出于肾。色有鲜红、黯紫之异。多由外亏火旺，龙雷之火上迫肺金，载阴血而上溢，其势甚微，而其症最重（一说谓出于心，一说谓出于心肺肾三经，皆气多血少，故渐见脉洪而数，身热咳嗽。失血虽少，多致不救）。

按： 此种咯血，大约兼为肺劳之兼症，故难治。

2. 咯血证候

俞氏云：胸部压重微痛，头眩，夜热，气促。

《辞源》云：患者初觉胸部热痛，继乃咽痛瘙痒，咳嗽咯血。甚者心悸亢进，颜色苍白，恶寒眩晕，或因血液闭塞气管，窒息猝死，病肺结核者多患之。

丁甘仁云：出血之先，发自觉的证候，胸廓有温暖液体上升之感，口腔内有一种之咸味血液样味感，喉头有辛辣瘙痒之感，胸部有压迫窘厄膨满之感，甚至有自觉血液从何处咯出者；或出血前数日全身违和，头部充血，食思不振；出血之量多寡不一，或仅如细丝及小点混于痰中，或为血块，或痰之大半为血液，或其量甚多，不易止血，因以失血而毙。

纯血所成之咯痰，为鲜红色，多泡沫；然亦有如泥土样者，是多见于腐败性气管支炎、肺坏疽，发于出血性肺脏梗塞症者，为赤褐色。

本证虽有胸部病理学的证候者，然若血液充满于肺泡，则往往有小水泡音。充满血液之肺泡，若区域较大，则叩诊上呈浊音。

出血甚多，闭塞支气管，则患者陷于窒息状态，颜面呈苍白色，四肢带紫蓝色，呼吸促迫，甚至殒命。

时或咯血之前，先发战栗，间或人事不省，是于出血性肺脏梗塞症见之。

咯血时有体温升腾者，其原因虽多，而要为血液之吸收热也。

3. 咯血诊断

丁甘仁谓：咯血之诊断每非易，宜与区别之症，如鼻腔、咽头、齿龈之出血。然诊查其局部，则即可据其出血灶所在而鉴别之。

最宜鉴别者为吐血。吐血由呕吐而来，血液暗赤色，无气泡，呈酸性反应，有食物残屑；其后所泄之粪便，带血性，呈暗褐赤色，据此可以知之。

判别咯血之来自气管或来自肺脏，殊非易易。此时宜注意其原因的事件与胸部病理学的所见。

《辞典》肺损咳血：因久咳肺损而咯血者，宜薏苡仁散；因饱食屈身而肺损咯血者，宜白及枇杷丸，或白及莲须散。

按：此条亦肺结核咯血之兼症也。

肺热咯血：肺为火迫而咯血也，治宜青饼子。

4. 预后及摄生

丁甘仁曰：预后由出血之多寡、频疏及其原因而异。曾患咯血之人，或有此素质之人，须常守规律之职务，避竞马、疾走、体操等之剧烈运动。寒风、烈风之际，不可外出。食物选清淡而富滋养者。酒类、茶、咖啡之浓厚者宜禁。住居避红尘飞扬之街衢，选山清水明之逸境居之。居室以日光和煦者为宜。身体须常保清洁，每日或隔日一次。房事宜慎重！

巴蜀名医遗珍系列丛书

5. 咯血疗法

俞氏云：宜清火宁血，如加味地黄汤、泻心汤方。

丁氏云：疗法之最要者为预防法。凡支气管及肺脏之疾患，当避过度之运动，心脏疾患亦然。不可滥用西医亢进血压之药物。

既发咯血，则先使患者饮食盐水一碗（微温），安静身体及精神，禁止发言谈话，减少食物；如胸部觉苦闷之状，以湿布或水囊贴于出血之部分，或贴芥子泥于足部，然后施药。常唉寒冷之乳汁及小冰块最宜。医生勿用叩诊，听诊时忌命患者深呼吸。

血止，摄养之方为琼玉膏（徐灵胎盛称之）、大补阴丸、集灵膏、左归饮，斟酌选用。（然记）

《药典·咯血治法》（指 1935 年由陈存仁编撰之《中国药学大辞典》，后同）曰：

（1）宜大胜脾中之阳，阳旺则其利有三：一则胃阴火潜伏；二则胸中窒塞不留纤弱；三则运化水谷复生其已竭之血。若误用清火凉血之剂未有转助为虚者，即用桂附引火归原之法，亦可暂而不可常。

（2）用六味丸加寸冬、五味，下灵砂丹。余如地黄、牛膝、丹皮、茯苓、当归、青黛合玄参、童便之属均可酌用。若兼风寒，人迎脉盛或弦紧者，宜黄芪建中汤；兼食滞而气口脉烦滑或仅伏涩者，宜枳实理中汤。

（3）初起者宜白扁豆散去半夏，加贝母（入生地黄、黄藕节尤佳），浓磨京墨调黑神散、小乌沉汤各二钱，或用紫菀、寸冬、茯苓、枣仁、山药以清手足少阳厥阴诸经游散之火；后以六味丸加牛膝，滋补肾阴以安其血。慎不可用攻血药。（《药典》咯血治法共 14 条，5 ~ 9 条、11 ~ 13 条，方法欠良不录）

（4）因热者宜天冬、寸冬、贝母、知母、百部、黄柏、远志、阿胶、熟地之属，或用犀角地黄汤加二冬；因寒者，宜干姜、肉桂之属；因色欲所致者，宜生地黄、丹皮、茯苓、远志、阿胶、知母、黄柏之属。

（5）白及一两，藕节五钱，研末，每服一钱，汤调服。

（6）钟乳粉调米饮服。

6. 咯血方

清咯汤：

陈皮、半夏、茯苓、知母、贝母、生地各一钱，桔梗、栀子、桑白皮各一钱五分，杏仁、阿胶、甘草各五分，桂枝二分，生姜三片。

水煎服

白及枇杷丸（戴氏）治咯血：白及一两，枇杷叶（去毛蜜炙），为末，藕节五钱，另以阿胶五钱（蛤粉炒），用生地汁调之，火上炖化，入煎药为丸，如龙眼大。每次一丸（徐灵胎曰此治肺血之方，枇杷藕节只宜作汤，为丸非法）。

巴蜀名医遗珍系列丛书

呕血

1. 呕血原因

俞氏曰：吐则无声，呕则有声，呕重吐轻也。夫呕血责于肝脏，因由于忧怒伤肝，或跌仆或被打伤，致伤肝部。

《药典·呕血》：血从胁腹上逆冲，呕而吐，辘辘有声。《素问》：怒则气逆，甚则呕血。《灵枢·脏腑病形》：肺脉涩甚为呕血。

谢观按：此证由肝火内旺，鼓激胃中之血上涌，证颇危殆。黄征：务宜戒恼怒，断色欲，寡思虑，免劳役，服药静养，庶可告痊。否则多致不救。

2. 呕血证候

俞氏曰：寒热往来，头痛胸满，始则干呕，继则呕血。若殴仆，则血紫瘀。

3. 呕血治疗

若夫脉象缓或迟、手足温、色暗黑、苔无热象则轻，可投干姜甘草汤（姜需炮黑）。阳虚甚，则加附子，殆为合法。时法治血，多偏寒凉，十年前，余亦多犯此病。后静征细审，方知温补之大有见地焉。

注：《药典》所录呕血即下六种，其治法宜特别注意斟酌，辨别阴阳的确，然后斟用其方。

俞氏曰：忧怒者则宜调肝止血，入丹栀逍遥散加三七、侧柏叶等；殴仆者则宜祛瘀止血，入四物汤加桃仁、三七方。

《药典·虚劳呕血》：①因中气失调，邪热灼胃而血出，此宜犀角、地黄、丹皮、甘草、玄明粉之属（呕血条2条治法与此同）。②因五内伤损血涌出者宜花蕊石散。

《药典·呕血》：由于实者，宜犀角地黄汤；由于虚者，宜小建中汤加黄连。治法同虚劳呕血。

《药典·劳伤呕血》：疲劳太甚，经络多伤，故此证偏补。疼痛，时或发热，宜犀角地黄汤加当归、肉桂、桃仁泥。

《药典·伤酒呕血》：饮酒过多，肠胃积热，血妄呕出，势甚者此治宜葛黄丸。

《药典·暴怒呕血》：此因怒气伤胃所致，其症胸胁多痛，治宜疏肝降气清热，用柴胡疏肝散加酒大黄，或犀角地黄汤加柴胡、炒山栀。余如苏郁金、橘皮、甘草、降香、蒲黄、当归、青黛、寸冬、生地黄、赤芍、天冬之属均可酌用。

《辞典·房劳呕血》：此由欲盛火亏、肝气上逆所致，其症面赤足冷，烦躁口渴，宜生脉散合加减八味丸。

《辞典·阳虚呕血》：阳虚则血不能内守，治宜异功散研服八味丸。

唾血

1. 唾血原因

俞氏曰：唾者出乎自然，不唾亦已。其原因由于暑湿之邪伤及心脾，或思虑忧郁，则肝脾俱病，或劳逸过度所致。

《药典》唾血条：气无所阻而血随唾出也。《素问·脉要精微论》：肺脉搏坚而长，当病唾血。《素问·咳论》：肺咳甚则唾血。

谢观按： 此证系热淫迫血妄行所致，其病虽出于肺，此源实在于肾。

2. 唾血证候

俞氏曰：暑湿之邪所伤，则便秘、心烦、唇干、口燥；思虑忧郁，怔忡健忘，则头眩，胸胁不舒，卧寐不宁。

《药典·唾血治法》：治宜滋阴降火汤及寸冬、天冬、贝母、知母、桔梗、百部、黄柏、远志、熟地之属。因寒者，此宜用干姜、肉桂之属。

若平时津唾中有血如丝或许散者，此由思虑伤脾，脾虚不能统血所致。若兼心，此宜加味归脾汤；兼肾，此宜六味丸加五味子、肉桂；兼胃，此宜四君子汤加黄柏、山药、粟米（即七珍汤）。食少痰清，此宜异功散加枇杷叶、白扁豆灰；因胃中痰食不清，此宜加半夏、生姜（即白扁豆散）。

3. 唾血疗法

俞氏曰：暑湿之邪所伤，则宜解暑祛湿，如泻心汤加味；思虑忧郁，则宜调肝舒郁，如逍遥散加味；怔忡健忘则宜补心健脾，如归脾汤、人参养荣汤、正元丹，加丹、栀、棕灰、血余可酌用之。

《药典》劳心唾血：劳心太过，虚火上炎而唾血也。治宜玄霜雪梨膏，或犀角地黄汤加黄柏、知母。热郁唾血：胸有积痰热而唾血也。治宜河间生地黄散。阴虚唾血：阴虚火动而唾血也，治宜清唾汤。

衄血类总论

目衄，脉弦，或数，或浮。

耳衄，火甚则脉数。

鼻衄，太阳鼻衄则脉浮紧，阳明鼻衄则脉浮数，外感鼻衄则脉滑数。

齿衄，脉洪数或细数。上盛下虚，火不归原，则尺脉微弱、寸脉浮大。

舌衄，脉大或实。

目衄

1. 目衄原因

俞氏曰：怒逆气郁，哭泣过甚，风火上升，皆可迫血。

《药典·眼衄》条云：目中流血也。此证属厥阴经。本元所见者为实热；常流血泪者为风热。

2. 目衄证候

俞氏曰：怒逆气郁，则耳鸣口苦，胁肋刺痛；哭泣过甚也，则发热口渴，鼻干便结；风火上升，则大眼角生血筋，甚则渗血。

3. 目衄疗法

俞氏曰：怒逆气郁，宜解逆舒郁，如地骨皮散、逍遥散、小柴胡汤等；哭泣过甚，泪窍出血，乃阳明燥热所致，宜清润脾胃，如犀角地黄汤加归尾、赤芍、银花、白芷、粉葛等；风火上升，宜散风祛火，如防风通圣散。

《药典》眼衄治法如下：

（1）由暴病发热所致者，此宜用栀子豆豉汤加犀角、秦皮、丹皮、赤芍。

（2）由误药扰动阴血者，宜独参汤、保元散、生料散、六味丸之属，或用四物汤合龙胆草，然多不救。

（3）妇人月经不行而致者，乃阴虚相火妄动，宜用当归、生地黄、芍药（均酒炒）、黄连、条芩、木通（均炒）、侧柏叶、柴胡、桃仁（去皮尖）、红花各一钱，水煎服。

（4）小儿患此乃肝火胎毒为患，宜凉血清肝汤、凉肝导赤散，兼以鲫鱼汤饮之。

耳衄

1. 耳衄病因

俞氏曰：小肠湿火之邪内动，或因于瘟疫，或由于躁怒，火气横行，肆走空窍。

《药典·耳衄》条：血从耳出也。不疼不肿，为少阴之虚；血暴出而疼肿者，为厥阴之火，宜用抽薪止沸之法，以凉血为主。

2. 耳衄证候

俞氏曰：小肠湿火之邪内动，则小便赤涩；或因于瘟疫，三焦邪甚，则身热、心烦；或由于躁怒，则胁痛、便秘。

3. 耳衄治疗

俞氏曰：小便赤涩者，宜导水止血，如导赤散，躁怒胁痛，宜分治肝胆，如龙胆泻肝汤等。

《药典》耳衄治法如下：

（1）两关弦数，或左关脉弦洪，平素嗜酒善怒者，属肝火，宜柴胡清肝散。

（2）尺脉或弱或数，此属阴虚，宜生地麦冬饮、六味地黄丸或生料六味丸加五味子。外以神塞丸塞之；或用人牙（煅存性，出火毒）一枚，麝香少许，研磨细吹之；或以龙骨烧灰吹入止之。

巴蜀名医遗珍系列丛书

鼻衄

1. 鼻衄原因

俞氏曰：其病因有三：一曰太阳病鼻衄，乃因伤寒，太阳病失汗，邪无出路，致热甚迫血。二曰阳明病鼻衄，乃因伤寒阳明病失下，致瘀热不能下调而上迫为鼻衄。三曰外感鼻衄，乃由外邪内束所致。

秦伯未《内科讲义》分外感衄血及内伤衄血二条。外感衄血之原因云：内有积热，外冒风寒，伤于太阳之经，郁而发热，经络热甚，热侵阳明，迫血妄行于鼻；又有阳明本经郁热，热邪在经不待发越；又有过服辛温，或以火劫汗，两阳相搏。内伤衄血原因云：或房劳伤肾，阴精不足，木中火费；或恼怒伤肝，肝火易动，阴血随火上升，错经妄越。

丁氏云：本病常发于心脏瓣膜疾患、肝硬化症并出血性血液疾患、急性传染病等。又或有因心身过劳成习惯性衄血者；处女当月经时，亦成为代偿性月经而发。

《金匮要略》谓热伤阳络则衄血，热伤阴络则便血。故多以为阳明之气升发上行，其火亢热，血遂因之而上溢。

《药典·鼻衄》条之谢观按：鼻衄之血出于胃经，有表里寒热之异。表寒者，伤寒不解而热闭于经也；里热者，阳热怫郁，迫血妄行也。至于七情劳役，伤损真阴，则水不制火，亦能动阴分，冲任之血。

2. 鼻衄证候

俞氏曰：太阳病鼻衄，则皮毛洒淅，头痛无汗；阳明病鼻衄，大便秘结，口渴气喘，鼻干目眩，发热；外感鼻衄，身热头痛，口渴气促。

秦伯未《内科讲义》外感衄血证候云：恶寒身热，头痛身痛，鼻孔出血，此寒伤太阳经，侵入阳明，而成衄血之症。若目痛，鼻孔出血，不眠，身热口渴，脉长而洪，此阳明本经郁热衄血之证也。内伤衄血证候云：身无表邪，目睛或黄，五心烦热，鼻孔出血。

丁氏认为，本病惟为鼻黏膜出血，无他种异状，且有因衄血而觉身心爽快者。然贫者发本病，则眩晕、耳鸣、头痛、全身倦怠，屡屡失神。

《药典·劳伤鼻衄》：此由肺经气虚，心包火炎，经脉热也。故由清道而生，多见嗽喘面赤，发热头痛。

3. 鼻衄诊断

《金匮要略》：尺脉浮，目睛晕黄，衄未止，晕黄去，目睛慧了，知衄止。从春至夏者太阳，从秋至冬者阳明。病人面无色，无寒热，脉沉弦者衄。

《证治准绳》云：汗出若衄，其脉滑小者生，大躁者死。衄血者若但头汗出，身无汗，反汗出不至足者，死。脉至而搏、血衄、身热者死。

《药典》鼻衄条谢观按：*鼻衄之脉滑小者生，脉大躁者危。*

《药典》伤寒衄治法9：衄，脉滑小微弱者生，实大数疾者死。衄后热反盛，或衄不止而头汗出，身无汗，及汗出不至足者，均难治。

4. 鼻衄总治法

俞氏曰：太阳病鼻衄无汗，宜清泻肺火，如麻黄人参芍药汤；阳明鼻衄，宜清燥气，如犀角地黄汤；外感鼻衄，宜清火止血，如黄连泻心

巴蜀名医遗珍系列丛书

汤加味。

按： 鼻衄不止，急用十灰散塞鼻，头部宜施用冷掩法。

秦氏治外感衄血用麻桂羌葛升麻之类，余实不敢信。故不录入，治外感当从俞氏。

秦氏内伤衄血治法：肾阴不足，左尺脉浮者，加味犀角地黄汤、凉八味丸；肝火攻冲，清肝饮；心火刑金，天王补心丹；热盛者，泻心汤；肺火上炎，泻白一物汤；膏粱积热，清胃汤加酒大黄。

秦氏衄血杂论之：鼻中流血，本为轻症，然有鼻血不止，久变重症。故吐、咳、衄血之症，皆因火载上冲，下手真诀必要先去血中之火。家秘归经汤以黄芩、黄柏与当归同用，更用生地黄、丹皮、芍药和阴，则血中之火去，血自立刻归经，然后再以肝肾丸补其真阴。

《金匮要略》：衄家不可汗，汗出必额上陷，脉紧急，直视不能眴，不得眠。

高举头部，严守安静，用棉蘸取收敛剂如枯矾丸，入醋少许以塞之，或以五倍子末吹入鼻内。

又有扎手法，如左孔流，用线将右手中指根紧扎；右孔则反之。两孔俱流，并扎之。

《证治准绳》：饮酒过度而衄者，一味茅花汤加粉葛煎饮（时方用生茅花或根一两煎服）。

鼻衄不止，诸药无效，以白纸浸冷水，搭顶上，以热熨斗熨之，纸干适止。《药典》治法门与此类同。

曾病衄后，血因旧路，一月或三四衄，又有洗面而衄，日以为常，此即水不通借路之意，并宜止衄散以茅花煎汤调下（参《药典》治法）。

衄血不止以棕烧灰，泡沸水饮之立止。

《寿世保元》衄血条云：一人年近五旬，素禀赋怯弱，患衄血长流五昼夜，百药不止。六脉洪数无力。此去血过多，虚损之热，以八物汤加熟附子等分，又加真茜草五钱，水煎频服，连进二剂而痊。

余按： 鼻衄症，一般多用凉药，今录此案以备参考。

《上池秘录》发灰散：用毛发烧灰为末吹入鼻孔立止。衄血诸药不效者皆验（医通）。

补一案： 民国二十四年冬月初六日，江子高曾言其十五六岁之时，因误服当归羊肉汤，致鼻衄十余年未治愈。一人告以用生地黄、黄芩等分泡汤常饮必愈。彼云生地黄、黄芩和入他药同饮不下数斤，然皆无效。其人云，姑试之。照方饮六七日而鼻衄止。

余按： 如用犀角地黄汤必二三剂而愈。彼所延医，必为瘟生。《辞典·劳伤鼻衄》：治宜当归补血汤加薄荷、荆芥。不应，用补中益气汤倍黄芪。兼有风寒者，用小建中汤加葱、豉，慎不可用辛热药。

鼻衄案谢观按： 但察其脉滑实有力及素无损伤者，当作火治。若脉本洪大无力，或弦，或芤，或细数无神，面素多酒色内伤者，此阴虚之证，当以补阴为主，不可概投凉药！

治法如下：

（1）六脉俱大，按之空虚，心动面赤，善惊上热者，乃手少阴心火旺而上熏于肺脏，宜三黄补血汤。

（2）脉实大而便秘，由于实热者，宜犀角地黄汤加木香、大黄，或先服朱砂蛤粉，次用木香、黄连。大便结者，用大黄、芒硝、甘草、生地之属；大便溏软者，用栀子、黄芩、黄连、犀角、地黄之属。

（3）衄血过多，饮凉药不止者，此内虚寒而外假热也，宜用千金当归汤，兼标本而治之。

（4）每至夜兼辄衄者，此多因汗，卫虚不能固其营养血也，宜当归补血汤。不应，加木香；再不应，乃血虚火旺，宜大剂保元汤。

（5）清道闭塞流入胃脘，吐出清血，或衄而未尽，瘀积停内留，至面目萎黄，大便色黑者，宜犀角地黄汤。

（6）上膈热极而衄者，宜金沸草散去麻黄、半夏，加茅花；或黄芩芍药汤加茅花一撮。虚者，宜茯苓补血汤，或生料鸡苏饮。

（7）素患衄病，血因旧路而常衄，或小劳于辄发，月必数次，甚至每日洗面剂即衄者，并宜止衄散，茅花煎汤调服，或桑耳塞鼻丹或四物汤加石菖蒲、阿胶、蒲黄各五分，煎成，调火煅石膏末一匙许，兼进养正丹。

（8）虚寒之证，误服凉药，致瘀热内结、胸中作痛者，宜一味木香酒磨，炖服钱许，立效。

（9）衄后头晕者，宜四物汤或十全大补汤。若寒热间作、喘急不寐等症，欲成劳瘵者，宜参看虚劳条施治。

（10）衄血不止，宜艾叶饮、四生饮之属，或用茅花汤调止衄散；另以麻油或莱菔汁滴鼻中，或茅花、白芍药各半尤妙。

（11）新汲水调白及末，神效。

（12）灯心一茎，蘸青油烧着，在少商穴烧一下，立止。

（13）捣蒜贴足心，引热下行即止。或用梁上尘嗅之。

（14）久衄不止，面浮肿者，宜苏子降气汤加木香、香附。

（15）劳伤元气，阴虚火动，逆于肺而衄者，宜凉血益气；逆于胃而衄者，宜清胃生脉。六脉洪大而虚，面赤心动善惊者，此心火上炎而血溢，宜甘寒凉血。下虚上盛而衄者，当辛温以补命门；上焦积热而衄者，当寒凉以清心肺。

（16）若脉至而搏，身体发热，头部有汗，足部无汗者，皆难治。

5. 鼻衄分证

（1）肺热鼻衄

《药典》：肺脏积热而衄血也，治宜清黄散。若劳伤元气，阴虚火动而上冲，气归于肺者，宜白虎汤加地黄、犀角、丹皮、白芍、山栀、扁柏（一说谓衄症忌用白虎汤）。

（2）伤寒衄

《伤寒论》：阳盛则欲衄。又：衄家不可发汗，汗出必额上陷，脉急紧，直视，不能眴，不得眠。

谢观按：额与鼻皆足阳明经络所行处，此经热甚，则迫血由鼻而出，络中之经血既去，故额陷而脉紧急也。太阳衄血及服桂枝汤致衄者，为病朝解。衄而成流者，少刻自解；若点滴不成流者，此邪气在经，宜清其邪。若邪在表不得汗，迫血妄行者，夺其汗则衄自止。若脉不浮紧、身无热者，发汗又当切禁。衄出不止者，当止血为急，不可拘执。治法如下：感冒而衄者，宜香苏饮加葱豉，或参苏饮汗之；衄血而渴欲饮水，水入即吐者，宜先用五苓散，次用竹叶石膏汤；阳毒衄血，宜犀角地黄汤合三黄石膏汤去麻黄加百草霜。衄家不可发汗，言阴血本虚也，宜黄芪建中汤；误汗动血者加犀角。衄血、吐血不止，误用犀角地黄汤等凉剂致血留心胸而滞痛者，宜一味木香酒磨，不时呷之。误发少阴汗，下厥上竭，口鼻耳目出血者，宜当归四逆汤；服后衄不止者死，止而头眩者亦死。

（3）伏暑鼻衄

《药典》：此因暑热蕴蓄所致，宜茅花汤调五苓散。

（4）中湿鼻衄

《药典》：此因湿邪阻滞经隧所致，宜肾著汤加川芎。

（5）伤酒鼻衄

《药典》：此因酒热伤胃所致，治宜茅花汤加干葛、枳椇子，或理中汤去干姜加干葛、茅花。

（6）头风鼻衄

《药典》：此因风邪冲击所致，宜用童便浸川芎一两，童便制香附二两，炙甘草五钱，共为末，每服三钱，清茶调下。间用搐鼻法，或用芎附饮，间进一字散。

（7）损伤鼻衄

《药典》：此因经络激伤所致，治宜小乌沉汤调黑神散，或苏合香丸一粒，或小乌沉汤一钱，白汤调下，或浓煎紫苏汤调小乌沉汤入黑神散一钱，盐汤调下。（劳伤鼻衄见前）

（8）格阳鼻衄

《药典》：此因酒色过度，损及真元，阴亏于下，阳浮于上所致。多见六脉细微，或浮虚豁大。法宜益火之源，用八味汤，或镇阴煎，或四物汤加人参、黄芪、麦冬、五味，磨沉香下养正丹、八味地黄丸。

（9）大衄血

《药典》：口鼻俱出血也。此症由积劳伤脾所致。宜补中益气汤倍黄芪、当归；不应，用归脾汤加童便、藕节（一说口鼻耳目皆出血也，由热气乘虚入血，则血妄行，与卫气错溢于窍所致，宜阿胶汤或圣惠散）。

6. 鼻衄方

（1）茜梅丸（《上池秘录》）：治衄血无时。

茜草根　艾叶一两　乌梅肉五钱

炼蜜丸。

（2）生地黄汤（《医疗药方规矩》）：治衄血。《寿世保元》《张氏医通》俱收入。

生地　茅根　柏叶三钱　川芎　山枝　黄芩　桔梗　蒲黄　阿胶丹皮　白芍一钱　甘草三分

水煎服

按：过劳，或因烈日、烟酒之刺激而常衄，诸药不效者，宜加当归、莲心、扁豆、荷叶、连翘。

（3）止衄散（《世医得效方》）：

黄芪六钱　赤茯苓　白芍　当归　生地　阿胶三钱

为末用，每服二钱。

齿衄

1. 齿衄原因

齿衄，即牙龈出血，或称牙宣。

俞氏曰：牙床乃胃经脉络所布之处，凡齿衄皆由胃火上炎，血随火动。

《药典·齿衄》条：血从齿缝或齿龈中渗出也。此为手足阳明及足少阴三经之病。手阳明经脉行于下齿，足阳明经脉行于上齿；齿为骨之余，肾主骨，足少阴经脉所行也；阳明经与冲任二脉相通连，故多气多血。若素嗜肥甘及饮酒无度者，肠胃中必有热邪郁结，而见便秘、口臭、齿龈肿等症。甚者循经脉而上行，激血灌液以外出，而衄成矣。故见此症者，多属热实证；亦有属于虚火者，或阴虚格阳者，均宜随证施治。

2. 齿衄证候

俞氏曰：胃中有实火，口渴头眩，牙龈肿痛，身热便秘。

3. 齿衄治法

俞氏曰：胃有火，宜通脾泻胃，如桃仁承气汤、甘露饮、玉女煎等；上盛下虚，宜肾气丸。

《时方妙用》：

（1）齿衄出血，用生竹茹四两，醋浸一宿含之。

（2）牙缝出血，以纸纤蘸干蟾酥少许，于出血处按之，立止。

（3）满口齿出血，枸杞子为末，煎汤漱之，然后吞下，根亦可。

《药典·齿衄治法》如下：

（1）（张景岳）属于胃经实火者，口臭、齿痛，血出鲜红，势如泉涌，甚至龈崩齿落，宜清胃散；甚者调胃承气汤，或甘露饮，外用大黄（米泔浸软）、生地切薄片合定，贴患处。忌说话，一夜即愈。或用枳壳汤加童便少许，调三制大黄末二钱服之，必下黑粪数块而愈。若血虽多而齿不动摇者，由平素嗜食肥甘辛热之物及饮酒所致，宜内饮抽薪饮、清胃饮，外用冰玉散敷之。若兼口干燥渴，面貌消瘦，小便短涩而热，或六脉浮大而豁者，此虽阳明有余，而亦少阴不足，宜玉女煎治之，然必便实者方可用。

（2）（张景岳）属于胃经虚火者，牙龈腐烂，血色惨淡，渗流不已，宜服二参汤及补中益气汤加黄连、丹皮。若肾经虚者，血见点滴而出，牙亦微痛，口不臭而牙动或落者，治宜滋肾，有火者，六味地黄丸；无火者，七味地黄丸，俱加猴姜，随手应效。若疳积气盛，兼服芦荟丸。外俱用小蓟散擦牙，随用青竹茹醋浸一宿含漱，甚效。

（3）齿龈微肿，或牵引作痛者，此风壅也，宜消风散加犀角、连翘，外擦青盐、本末，或消风散加青盐，或百草霜亦可。

（4）齿龈浮动，血点滴而出，悠悠而痛，口不臭者，为虚风袭入肾经也。宜盐汤下小安肾丸，间以黑锡丹，或六味丸、左归丸、元戎地黄饮之属，皆可酌用。不痛者，肾虚有火也，宜六味丸加骨碎补，外用青炒香附末擦之。

（5）齿衄而见便滑，脉细恶寒，或因阴盛格阳而然者，当按格阳例治。

（6）因大寒犯脑而致齿衄者，宜白芷散。

舌衄

1. 舌衄原因

俞氏曰：乃由心火亢盛，胃热上熏，血被所迫而渗出。

《药典》：血从舌出也，此由心脏蕴热或脾肾二经虚火上炎所致。

2. 舌衄证候

俞氏曰：舌肿而绛，口渴发热，血从舌出。

3. 舌衄治法

俞氏曰：心火，宜清心泻火，如泻心汤加味；胃火，宜清胃泻火，如竹叶石膏汤；肝火，宜清肝泻火，如当归芦荟丸、龙胆泻肝汤等。

《时方妙用》：舌上出血，如孔钻者，煎香薷汁饮，日三次；外用槐花炒研掺，蒲黄灰亦可掺之。

《药典》：舌衄治法如下：

（1）出血如线者，先用蒲黄煎汤漱之，次用槐花炒研掺之，或冰玉散敷之，再用黄芪六一汤合生脉散煎服。或麦冬煎汤调妙香散，或香薷汁一升匀三次服，或用发灰二钱米醋调服并敷患处。

（2）热壅舌上，出血如泉者，用文蛤散掺之，或用五倍子、白胶香、牡蛎粉等分为末，每用少许掺患处，或用热铁烙孔上。

（3）舌硬而出血者，宜木贼煎。余如《圣济总录》阿胶散，或乱发灰，水服方寸匕，日三服。

（4）虚热舌肿大，出血不止者，干姜、蒲黄末掺之，或用涂舌丹。

（5）舌上出血处，窍如针孔者，宜紫金砂丸。

（6）血出不止，宜服升麻汤，或六味地黄汤加槐花二钱，外擦必胜散。

张景岳引《苏沈良方》黄柏散治舌衄甚效。该方以黄柏一两涂蜜炙焦为末，每服二钱，治舌衄甚效。余于当年三月治杨晋康舌衄，服止衄散加黄连，虽较胜于诸药，又每服血余炭和外掺，虽有减轻，总难止其不时的从舌边、尖少少衄出之症。3月15日，以此散，每次服一钱。今早视舌，红大减，血全止。嘱续服之。揆诸封小丹、滋肾丸都是以黄柏为主的妙药也。

巴蜀名医遗珍系列丛书

汗血

1. 汗血诊断

俞氏曰：汗血，胃热者，则脉多洪；火甚，则脉必数；血虚，则脉细；则脉濡。血痣，脉多弦数。创血，流血过多，则脉必芤。血箭，脉虚或涩。

（《证治准绳》谓名，血从毛孔出，又名肌衄。述其原因云：肝藏血，心之液为汗，肝心俱伤于邪，则汗血）

2. 汗血原因

俞氏曰：热性病过烈，能碍及脉管，致接近汗腺之脉管破裂，而血渗汗出。

《药典》：有血汗，无汗血。血汗条云：汗出如血也。

《药典》肌衄一条，其原因征象略，与此同。《药典》云：血从毛孔中出也。此乃阳气怫郁于内，致阴血上乘阳分，留淫腠理，不得归经，故从毛窍而出。治宜开郁清气凉血。若相火内动而乘阴分，致血热沸腾者，治宜滋阴降火（一说肺主皮毛，乃肺热所致）。其法如下：脉数者，宜当归补血汤；脉浮者，宜黄芪建中汤；脉弱者，宜保元汤；脉盛者，宜当归六黄汤。猪瘦肉一厚片贴之，黄芩汤渍水涂之。

3. 汗血证候

俞氏曰：胃热甚，自汗不已，血从汗出。肺中邪郁则咳而喘，汗不已，则血随之。血虚者，内热骨蒸，睡后盗汗；气虚者，外寒皮暖，醒时自汗。

《证治准绳》肌衄案：《九灵仙房集》云：湖心寺僧，履师偶搔腘中疖，忽自出血，汩汩如涌泉，竟日不止。疡医治疗弗效。邀吕元膺往视，时已困极热，无气可语。及持其脉，惟尺脉如丝，他部皆无。即告之曰：夫脉，血气之先也。今血妄溢，故荣气暴衰，然两尺尚可按，惟当益荣以泻其阴火。乃作四神汤加芥穗、防风，不间晨夜并进。明日脉渐出，更服十全大补汤一剂，遂痊。凡九窍出血皆可用。

四神汤：治妇人血气心发痛痛不可忍者。

当归　川芎　赤芍一两　炮姜半两

为细末，以酒调三钱服。

4. 汗血疗法

俞氏曰：胃热甚，宜清胃，如犀角地黄汤；肺邪郁，宜用人参泻肺汤；血虚者，宜凉血止汗，如当归六黄汤；气虚者，宜补气血，如当归补血汤加桑皮、地骨、丹皮、蝉蜕等。

《时方妙用》：皮肤血汗，宜郁李仁去皮研二钱，以鹅梨汁调下。又用人中白焙干，入麝香少许，温酒调服，立效。外以郁金末水调，鹅翎扫之（此条药典《肌衄》条亦载之）。又用六味地黄汤加五味一钱，寸冬、续断各二钱。

《药典》血汗治法如下：

（1）由胆经受热，血遂妄行，又与手少阴气相并而成者，宜定命散。

（2）由大喜伤心，血随气行者，宜黄芪建中汤，兼用小麦、麦冬金锡器中煎汤，调服妙香散。参看汗条。

《药典·产后血汗》：产后汗出如血也。由气血亏损所致。宜猬皮散。参产后自汗条。

《疑难急症简方·汗》：东医治血汗，猬皮烧炭，米饮调饮，肉煮食之。又方：胎发烧炭末扑之。

血痣

1. 血痣原因

俞氏曰：乃是皮肤一粒，内渗血液，故名血痣。其原因乃由火病，致皮肤之微血管破裂渗出，或由血郁凝聚而成。

《药典》：此证由肝经怒火郁血而成。

按： 过敏性紫癜，用单方红枣一味日服 10 ～ 30 粒之多，数日后即效。在未用此方前，曾用中、西一般疗法而不效者，我经治数例皆好。至于热病后用凉荣清血法亦有治验。如上述我在本院的治案一例便是。今阅《中医学报·中医论文选集第四集》38 页亦有报道。治前我并未医过这类病，都是从辨证论治，根据理论指示而自立方法者。可见理论之要。

2. 血痣证候

俞氏曰：痣内渗血，日渐长大，触破则血水流出。

《药典》：初起如痣色红，渐大如豆，触破时流鲜血。

3. 血痣疗法

俞氏曰：宜清血内之火，如凉血地黄汤。触破流血者，用花蕊石散渗之。

《药典》：治法：用花蕊石散撒之。血已止，宜冰狮散枯去本痣，以月白珍珠散擦，太乙膏盖贴，生皮即愈。血出甚者，服凉血地黄汤，兼戒厚味发物。

创血

1. 创血原因

俞氏曰：由外伤致血管破裂出血。

《药典》只有金疮条，无创血条。考其症，即创血也。

2. 创血证候

俞氏曰：流血过多，日久则发炎而有脓血。

预后：

《药典·治法》75：凡伤血过多，脉见虚细沉小和缓者，生；脉见浮洪数大实虚促者，死。被伤入肺者，二七日死。左胁伤内者、肠全出者、少腹下伤内者、伤处繁多者、老人左股压碎者、伤天窗穴与眉骨、脑后、臂里、跳脉、内髀、阴股、两乳上下、鸠尾及五脏六腑之腧者，皆死。脑后出髓而不能语、目睛直视、喉中沸声、口急唾出、两手妄举者，亦死。

3. 创血疗法

俞氏曰：急宜止血，如桃花散。成疮脓肿，应宜消散瘀血，如花蕊石散、乳香、没药等捣敷；血流过多，务宜补之，如圣愈汤、八珍、养荣等。

然按：外敷用玉真散甚效，内服亦可。此方又经济又便当，较铁扇散、七厘散、三七等多矣。伤口出血不止太甚者，铁扇散甚妙。至于止血之方甚多，如苎麻根为末、梧桐叶为末、南瓜叶为末等，皆为民间验方。

《药典·金疮条·金匮疮痈篇》：病金疮，王不留行散主之。

谢观按：金疮出血不止，须视其伤之深浅、体之强弱而施治。身体素弱者当补气，素热者当补血；怒郁者当平肝，烦渴昏愦者当补脾气，筋挛撠搦者当养肝血。若投药不应，当用地黄汤以滋肾水，忌用止血伤筋等药。食品宜择干燥及肥腻等物，不可食咸及过饮浆水、稀粥、酸辛、糖腊，犯之则血动溢出，生命不保。喜怒忧愁，大言狂笑，暴躁劳碌及房劳等事，亦均切忌，尤忌见风。

治法如下：

（1）破伤出血，无论轻重，初起宜三黄宝蜡丸。伤破微出血者，宜黎峒丸。出血过多，其人面黄者，不可专攻瘀血，宜用八珍汤，甚者独参汤，先固根本，并加苏木、红花兼调瘀血。体壮者，如活血散、花蕊石散、夺命散、鸡鸣散、导滞散、破血消痈汤、复元活血汤之属，均可酌用。

（2）敷药以铁扇散最佳，或用天下第一金疮药、金伤散之属。伤轻但皮肉破损血流不止者，宜桃花散掺之；伤重而筋断血飞，大脉已伤者，宜如圣金刀散撒之，以绢帛扎住，血复流者再撒之。

（3）破伤不透膜者，用乳香、没药各一皂角子大，研烂，以小便半盏、好酒半盏同煎一半，温服。然后用花蕊石散，或乌贼鱼骨、或龙骨为末，敷创口上即止。

按：《药典》所载即玉真散方也。敷服一如本方法。法见原方，兹不赘。

（4）痛不止者，用好鸡骨炭（掷地上铿然有声者）、松香各等分，捶成一块，再多用老韭菜捣汁，拌入阴干，如此拌捶三四遍，后为细末，收贮（以上以端午、七夕等日制之）。敷患处，痛楚立止，肌肉完好如常。

按：此法与《光华医药杂志》所传鸡骨炭和红糖捣，用治跌疮等伤正效相若，方见《纪闻》。

（5）葱白、砂糖各等分研匀封之，其痛立止，更无瘢痕。

（6）初生鼠同石灰捣匀，阴干掺之。

按：此方余家用以作刀创药，真价廉物美之良方也。且其效至佳。

（7）净黑头发数斤，洗净油腻，取鲜竹筒一段，打空一节，将发装入，筑极坚紧，用木塞口，黄泥封固，微火灰内煅一夜，存性，打开则发成粉，贮瓷瓶内。遇刀伤敷之，神效。

按：发灰似用于诸般出血，不论内服、外掺皆甚有效验，洵物贱力宏之妙方也。

（8）鱼子兰、珠兰叶更好，捣融敷之，立刻收口接骨。伤口宽大者，加白盐少许。第二次敷，即不用盐。

（9）杀伤气未绝，取葱白，热锅炒热，遍敷伤处，继而呻吟，再易葱白，其痛即止。

（10）月季花叶捣烂敷之，立能止血消肿，虽筋断亦可愈。

（11）胡椒末敷之，不惟速愈，且免缩筋，忍痛必效。

（12）瘦猪肉切厚片贴之，立刻止血。

（13）治金疮中风寒水露，肿痛入腹者，用蒲黄、旧青布，纳在小口瓶中，烧取烟熏，疮汁出，愈。

（14）药痂过厚拘痛者，宜生肌玉红膏涂伤处，外贴陀僧膏。

（15）续筋骨，解风冷，生肌止血，用石灰二升（捣生地汁、青蒿汁和成团，火煅赤），狗头灰、川芎、艾叶、地松、密陀僧各五钱，黄丹一钱，麒麟竭三分，研为细末，和匀，磁器密封，临用时敷之。

按：《药典》所列治法共 75 条，兹择其优者录之，余不赘。

4. 创血方

（玉真散是绝妙方，跌打创伤用最良。白附麻茅防芷片，酒冲热服又敷伤）

玉真散治跌打损伤，已破口者，无论伤口大小，不省人事，或伤口溃烂，进风，口眼㖞斜，手足扯动，角弓反张，只要心前微温，用此药敷伤口（如脓多者，用温茶洗净，再敷。无脓不洗），另用热酒冲服三钱，不饮酒者滚水冲服，亦能起死回生。惟呕吐者难治。

白附子十二两　天麻　羌活　防风　白芷各一两　生南星片（姜汁制炒）数片

为细末用。入瓶藏，勿令泄气。如湿烂不能收口，用熟石膏二钱，黄丹三钱，为细末敷之。

上录自《验方新编》。他本分两微与此不同。他本云：凡遇跌打损伤，将此药末涂于伤处，再用黄酒吞饮药末一二钱。如伤处青肿者，用黄酒调药末敷之，数日即收功，并不忌风。

血箭

1. 血箭原因

俞氏曰：乃由热性病，如心肺火甚所迫，致血管破裂直射而出。

《辞典》：此症多因酒色劳伤，心肺火盛所致。须臾不救即死。

2. 血箭证候

俞氏曰：身热口渴，头痛咳逆。

《辞典》曰：足上毛孔，忽然出血如线，直射数尺也。

3. 血箭治疗

俞氏曰：宜凉血地黄汤以清心火，泻白散以清肺火。

《辞典》曰：急以热醋三升，将患处浸入，用人参一两，当归三两，穿山甲一片炒末，参归汤调饮，或内服凉血地黄汤；外用桃花散以凉水调敷，或用京墨研末，醋调涂；或先用百草霜厚敷患处，以布缚住，内服补中益气汤，加黄连、生地黄、白芍。参看衄血条。

下血类总论

下血诊断

俞氏曰：便血，脏毒则脉多弦，肠风则脉多数。溺血，脉多急数或浮弦。血崩，肋腹胀痛，六脉或弦或数。

《证治准绳》：肾脉小搏沉为肠澼下血，血温身热者死。淫而夺精，色夭然，及酒后下血，血笃重是逆也。心肝澼上下血，二脏同病者可治，其脉小沉涩为肠澼，其身热者死，热见七日死；身凉则生。脉弦绝则死，滑大则生；脉沉小留恋者生，数疾且大有热者死。

腹胀便血，脉大时绝，是逆也，不及一时而死。胃移热于脾，传为虚，肠澼死不治。脾脉外鼓沉为肠澼，久自已。肝脉小缓为肠澼，易治。（《证治准绳》下血条分脏毒、肠风、中蛊三种，上录即其诊法）

巴蜀名医遗珍系列丛书

脱血

《辞典》：下血而面无华色也。《素问·平人气象论》：臂多青脉曰脱血。又：安卧脉盛，谓之脱血。《灵枢》：冲脉为血之海，血海不足，则身少血色，面无精光，是名血脱。《灵枢·决气》：血脱者，色白，夭然不泽，其脉空虚。

谢观按：此症由先天本弱，后天失调，以致尪然羸弱，或因思虑、房劳、努力、酒食诸伤，以致真阴亏耗，脾胃虚弱，不能统血化血，血无所主，因而脱陷妄行，色不甚鲜红或紫或黑，甚则衄、吐、便、尿，上下俱失；六脉弦细而涩，按之空虚，色白不泽，时见恶心呕吐，此因阳气颓残，故多无热象。治宜辛温以去寒，佐以甘温滑润之剂，以养血，用理中汤或小建中汤，余如四物汤、三才丸、补荣汤、加味四物汤之属亦可酌用。若血色鲜明或黑兼紫块者，宜用大剂人参益气汤固血；血色淡晦者，为血寒不得归经，须兼炮黑干姜或大剂理中汤以温之；尺脉弦者，宜大剂生料六味加肉桂以引之（亦可用肉桂为末和独参汤服）；若血色如珠，光亮如漆，吐出即干，以指甲剔之，成片而起者，虽能食不凝，后必暴脱而死。

便血

1. 便血原因

俞氏曰：其症有二：一是脏毒下血，一是肠风下血，皆由燥热过甚，以致迫血。

《辞典》便血分十三种，而俞氏只分为二，陋已。兹抄补如后。

《辞典》便血条：血从肛门出也。《素问，阴阳别论》：结阴者便血一升。又：阴络伤则血内溢，血内溢则后血。又：腹胀便血，脉夭时绝者死。

谢观按：此证多因肠胃受火热熏蒸，或寒热燥湿怫郁其气，或饮食不节、用力过度，损伤阴络，或邪伤阳经，血至伤处，为邪所阻，漏泄脉外，或络内阴血，因留着之邪擗裂外溢，皆能渗入二肠，泄泻出外。

其血色纯清者，风也；色如烟尘者，湿也；色黯而淡者，寒也；色红而鲜者，热也。糟粕相混者，食积也；遇劳即发者，元气内伤也。后重便减者，湿毒蕴滞也；后重便增者，脾元下陷也。因跌伤而便黑者，瘀也。先吐后便者，顺也。

《辞典·脉象》谢观按：便血之脉，尺必芤涩，关必微缓；小而流连者生，数疾浮大者死。右关沉紧者，饮食伤脾不能摄血也；右寸浮洪者，肺经积热下传大肠也。若因房劳夺精，身热色夭，腹胀，脉大时绝者，皆为逆证。

2. 便血证候

俞氏曰：其症有远血近血之别、脏毒肠风之分。脏毒病，多肛门肿痛，形成痔漏；肠风病则肛门不肿痛，其血清。

《药典·便血》谢观按：其血色纯清者风也，色如烟尘者湿也，色黯而淡者寒也，色红而鲜者热也，槽粕相混者食积也，遇劳即发者元气内伤也，后重便减者湿毒蕴滞也，后重便增者脾元下陷也，因跌伤而便黑者瘀也，先吐后便者顺也。

3. 便血疗法

俞氏曰：脏毒宜解毒止血，如仲景用赤小豆当归散，轻用四物汤加荆、榆、芩、丹、土茯、地肤；肠风宜清火宁血，如葛根芩连汤加归、芍、荆、榆、槐花、桔梗等。

谢观按：此症由足阳明经血淫溢而下，亦可用千金伏龙肝汤。

《金匮要略》：下血先便后血，此远血也，黄土汤主之；下血先血后便，此近血也，赤豆当归散主之。陈修园检此二方神验。

谢观按：此症由手阳明经随经下行，渗入大肠传于广肠而下者，亦可用《千金》续断止血汤。

《证治准绳》云：下血，腰中不痛，谓之湿毒下血。血色不鲜，或紫黑或如豆汁，黄连汤主之。

《寿世保元》云：肠风下血，必在粪前，是名近血，色青而鲜，其脉必浮，宜人参败毒散加黄连；脏毒下血，必在粪后，名远血也，宜八宝汤。下血腹中痛，谓之热毒下血，血色鲜，芍药黄连汤主之。肠风下血，以香附末加百草霜米饮调服，加麝香少许，其应尤捷（辞典治法）。脏毒腹内略痛，浊血兼花红脓并下，或肛门肿胀或大肠头突出，大便难通，先以振毒疏利之剂追出恶血脓水，然后以内托，并凉血祛风量用，虚人兼以参、芪、白术助养胃气。

《寿世保元》便血条云：虚人大便下血，用补中益气汤加炒阿胶、酒炒椿根皮、地榆、槐花。下血服脏连丸等药，其血愈多，形体消瘦，发热少食，里急后重，此脾气下陷，以补中益气汤加炒黑干姜立止。大便下血，久不止者，此脏毒虚寒故也。面色萎黄，身体羸瘦，宜断红丸。

丹溪云：下血久不愈者，后用温剂，先用四物汤加炮姜、升麻，后服断红丸收效。

陈修园《实在易》：亦主下血久不止，用断红丸。

《时方妙用》：大便下血不止，诸药不效者，宜济生乌梅丸。

《医学从众录》：下血之方甚多。火盛者，以苦参子九粒或十四粒，去壳取仁、勿破，以龙眼肉包好，开水送下，甚效。此即治久病之法也，颇效。又于血证诸方中，择其应用者，再加槐花、地榆各三钱，黄芩一钱为使。

下血证属火固多，而虚寒亦复不少。宜以景岳寿脾煎，或圣术煎加黑姜服之。又常服黑地黄丸甚妙。

《辞典》便血治法如下：

（1）因肺病而燥涩者，宜润、宜降，用桑麻丸及天冬、地黄、银花、柿饼之属。

（2）因心病而火燃血沸者，宜清、宜化，用竹叶地黄汤、补心丹之属。

（3）因脾病而湿滑者，宜燥、宜升，用苍术地榆汤、茅术理中汤、益气汤之属。

（4）因肝病而风阳痛迫者，宜柔、宜泄，用驻车丸及甘酸和缓之属。

巴蜀名医遗珍系列丛书

（5）因肾病而形消腰折者，宜补、宜填，用虎潜丸、理阴煎之属。

（6）胆逆则木火燔营，宜桑叶、山栀、柏子、丹皮之清养。

（7）大肠为燥府，每多湿热风淫，宜辛凉、苦燥之清散。

（8）胃为水谷之海，多气多血，脏病腑病，无不兼之，宜补宜和，应寒应热，难以拘执。

（9）努力损伤者，通补为主；膏粱蕴积者，清疏为宜。痔疮则滋燥兼投，中毒须辨明寒热。余如黑地黄丸以治脾湿肾燥，天真丸以补真气真精；平胃、地榆之升降脾胃，归脾之守补心脾；斑龙以温煦奇督，建中之救复生阳；枳术之疏补中土，禹粮、赤石脂以堵截阳明；五仁汤复从前之肠液，养荣法善病后之元虚，是在临证时参酌。

（10）治便血以防风为上使，黄连为中使，地愈为下使。若血瘀色紫者，陈血也，加熟地；血鲜色红者，新血也，加生地黄。寒热者加柴胡，肌热者加地骨皮，脉洪实、腹痛者加酒浸大黄。

（11）便血之初，多由于实热，宜当归承气汤之属。及火邪既衰而仍下止者，非虚即滑也，宜以固涩为主，兼大补气血，用人参汤、补中益气汤、归脾汤、举元煎，或理中煎加乌梅、文蛤、五味子之属，煎汤下胜金丸，或青梅丸。

（12）卒泻鲜血，喷出如竹筒者，宜小蓟取汁，温服一升。

（13）下血鲜紫，大便燥结者，为热伤阴络，宜一味槐角膏凉润之，或用真麻油冲入豆腐花，空腹食之。

（14）色稀淡者，为脾虚，宜一味白术研末，米糊丸，米汤下。

（15）色瘀晦者为积血，以乱发三两，红花四两入阳城罐中煅过，去红花灰，止用发灰，研细，分三服。空腹时炒黑地榆煎汤送下，三日可效。

（16）便血虽多因于大肠之积热，亦当分别虚实，用寒凉药中，必须参以辛散。若久而不愈，宜理胃气，兼用升举药（便血多以胃药收功），若血下日久，涣散无统者，则用乌梅收之。

（17）便血久而不已，面色萎黄，下元虚惫者，宜四君子汤加黄芪、当归、白芍、下断红丸。虚甚者用十全大补汤去茯苓，加防风。

（18）便血由于先天遗传者，以砂仁一味研末，每日服二钱，米汤热服，以愈为度。

（19）便血止后，元气虚乏，腰膝沉重少力者，宜桑寄生散。

4. 便血分证

（1）远血、近血，见前。

（2）结阴便血

《辞典》：风冷之邪结于阴分也。《素问·阴阳别论》：结阴者便血一升，再结二升，三结三升。

谢观按：此症由阴气内结，不得外行，血无所禀，渗入肠间所致，脉必虚涩。治宜外灸中脘、气海、三里以引胃气，散风邪，内用宝鉴平胃地榆汤、结阴丹、清脏汤、榆砂汤之属。腹痛不已者，宜地榆甘草汤（一说此症为厥阴肝血内结，不得阳气统运，渗入肠间而下，非阴寒内结也，宜补中益气汤倍黄芪加炮姜，或用《宝鉴》平胃地榆汤、结阴丹之属）

（3）肠风便血

《辞典》：此症由风从经脉而入，客于肠胃，或外淫风木之邪，内乘于肠胃（一说由肠胃间湿热郁积所致）。时时便血（多在粪前），随感随发，血清而色鲜，四射如溅。《内经》所谓久风入中，则为肠风飧泄是也。

治法如下：①风入大肠，夹湿而为者，宜加减四物汤、清肠汤之属。②因阴分虚弱，血不循经而成者，宜四物汤、地榆散合用。③腹中疼痛，下清血，肛门肿痛者，先宜散解肠胃风邪，甚者用败毒散加槐角、荆芥，或槐花汤、枳壳散。④体实者，先与泻青丸一二剂，后与逍遥散加酒煮黄连、羌活、防风、乌梅。体虚者用人参胃风汤最捷。⑤刘寄奴五钱，芽茶一两，墨灰三钱，共为散，分三服，乌梅汤送下，其血立止。后用归脾汤调理之。⑥米饮调枳壳散，下酒煮黄连丸，或枳壳散下乌梅丸。⑦小乌沉汤合黑神散米饮调下。⑧瓦松烧灰研细米饮调服。⑨减桂五苓散加茅花半钱，吞荆梅花丸，仍以侧柏叶同姜捣烂，米饮调服。血色淡浊者，胃风汤吞蒜连丸，或乌荆丸，或棕灰散，仍以米饮调香附末，或三灰散。⑩槐花散或四物汤加阿胶、山栀、地榆。⑪猪肠一根洗净，装炒槐花，两头线扎，瓦罐醋煮，杵丸。每服三十丸，温酒送下，奇验（此方似不若《寿世保元》之滋阴脏连丸、槐花丸，及外台之猪脏丸为佳）。⑫服寒热补脾药俱不效者，用山楂肉为末，艾叶汤调下，或荸荠捣汁两酒盅，兑好酒服。此法出自《百一选方》，秦伯未《内科讲义·痢疾》，亦称此法甚效，且用以治血痢。⑬凡下血愈而复发，不能永除者，用久蒸黑芝麻细细嚼食二两，日食数次。

（4）脏毒下血

《辞典》：脏积热毒，日久而便血也。此症血色多浊而黯，必在粪后。治法如下：①通治宜小乌沉汤、调黑神散，或用大蒜丸、旱莲草散、干梓散之属。脉实便秘者，宜脏连丸。②米饮调枳壳散下酒煮黄连丸，或枳壳散下乌梅丸。③血色清鲜者，以瓦松烧灰研细，米饮调饮，或减桂五苓散调茅花五分，吞荆梅花丸，仍以侧柏叶同姜捣烂，调米饮服。④血色淡浊者，宜用胃风散、蒜连丸、棕灰散、三灰散之属，均以米饮调香附末下。⑤生银杏四十九粒去壳膜研烂，入百药煎末，丸如弹子大。每服二三丸，空腹时细嚼米服下。⑥腹内略疼，浊血兼花红脓并下，或肛门肿胀，肠头突出，大便难通者，先以拔毒疏利之剂，追出恶血脓水，后用内托及凉血疏风之剂，体虚者兼加参、芪、茯、术养胃气。

（5）湿热便血

《辞典》：此症因湿热蕴结于大小肠，以致时时腹痛，大便易于溏泄，否则秘结不通，久则湿热愈甚，下血鲜红，腹中微痛，胁下急缩；脉缓而洪弦，中指下得之，按之空虚，治宜和中益胃汤。

（6）湿毒便血

《药典·中湿》：湿毒下血，大便泄泻，四肢沉重者，宜升阳除湿防风汤。

《辞典》：此症因湿毒积肠下注所致。腹中不痛，血黯不鲜，浊而紫黑，或如豆汁，宜赤豆当归散，或黄连汤、胃风汤（如久不愈者，亦不宜纯用寒凉）。

（7）热毒便血

《辞典》：此症因过啖辛热，热毒积肠所致。腹中痛，血色鲜，治宜芍药黄连汤、木馒头散、连蒲散之属，或四物汤加茜根、槐花、酒黄连、炒黑山枝之属，或用干柿烧灰米饮服二钱，甚效。

（8）暑毒便血

《辞典》：暑毒入肠而便血也。治宜一味黄连煎汤饮。

（9）中寒便血

《辞典》：寒气入客肠胃，致血凝滞失道也，宜理中汤，或倍炮姜加酒黄连。不应，宜黑神散米饮调下，或用胶艾汤加米汤煎吞震灵丹。若日久不愈，因而肠冷者，宜熟附子丸。

（10）蛊毒便血

《辞典》：误中蛊毒，脏腑败坏，下血如鸡肝，如烂肉，唾入水沉，心腹绞痛者是也。治法如下：①马兰根末，水服方寸匕，随吐则出。②蚯蚓十四枚，苦酒三升渍之，服其汁。③猬毛烧末，水服方寸匕。④苦瓠一枚，水二升，煮至一升服。或用苦酒一升，煮瓠令消，服之。

（11）伤损便血

《辞典》：颠扑坠跌，内伤经络，恶血渗入二肠，致下浊物如瘀血者，宜黑神散加老黄茄为末，酒调服。

（12）酒积便血

《辞典》：嗜酒过度，粪后下血不止也。治法如下：①用神曲一两五钱，白酒药二丸，同为末，清水调捏作饼子，慢火上炙黄为细末。每服二钱，白汤调下（兼治泄泻）。②腹痛作渴，脉弦数者，宜黄连丸，或酒蒸黄连丸。③大肠聚夹虚风湿热，下痢脓血，疼痛不已，日久不瘥者，宜乌梅丸，或樗白皮散。

5. 便血案

《寿世保元》便血条云：一儒者素勤苦，因饮食失节，大便下血，或赤或黯，半载之后，非便血即盗汗，非恶寒则发热。血汗二药，用之无效。六脉浮大，心脾则涩。此思伤心脾，不能摄血归原。然血即汗，汗即血，其色赤黯，便血、盗汗，皆火之升降微甚耳。恶寒发热，气血俱虚也。在午前，用补中益气汤以补肺脾之原，举下陷之气；午后用归脾加麦冬、五味以补心脾之血，收耗散之液。不两月而诸症悉愈。

按：此案理论虽乖，症则固有也。余亦曾遇此，但用黄土汤加减，先治其血；后用人参养荣、归脾等剂以治其汗，法虽不同，而见效则一。诸种便血，久治不愈，以黑耳子炖熔，蘸砂糖食之，不数日而愈。

6. 便血方

（1）滋阴脏连丸（《寿世保元》）

大便下血去多，心虚四肢无力，面色萎黄，宜此方。即六味地黄丸加酒炒黄连、大黄，乳拌蒸槐花各三钱，入雄猪大脏，置于糯米饭中蒸一炷香，取出，捣药肠为丸，如梧桐子大。每服八十丸，空心盐汤送下。

（2）八宝汤（《寿世保元》）

黄连、黄芩、黄柏、栀子、连翘、槐花、细辛、甘草各五分。水煎服，空心饮。

（3）断红丸（《寿世保元》，陈修园《医学实在易》之断红丸无归、芪、附、矾）

鹿茸（去毛醋煮）　附子　当归　续断（酒炒）　黄芪（炒）　胶珠　侧柏叶　各一两　枯矾（五钱）

醋煮米糊为丸，如梧桐子大。每服七十丸，空心米汤下。

（4）猪脏丸（《外台》）治大人小儿大便下血日久，多食易饥，腹不痛，里不急。

先用海螵蛸炙黄去皮、白芷为末，木贼草煎汤调下，三日后效；后用黄连二两，嫩猪脏二尺去肥，将黄连入猪脏中扎紧两头，煮至烂，研细添糕糊丸如梧子大。每服三五十丸，食前米饮下（徐灵胎曰：此方治妇人血崩亦良）。

巴蜀名医遗珍系列丛书

（5）槐黄丸（《寿世保元》）

治肠风，脏毒，便血，痔漏痛下血。

黄连（酒炒）、槐花（炒）各四两为末，入猪脏内，扎肠两头，取韭菜二斤捣取汁同煮烂，去药搓丸如梧桐子大，每服八十丸，空心米汤送下。

按：此方颇妙。

（6）桂扁猪脏饮

《医学从众录》收桂扁猪脏饮一方，甚妙，此盖温补大脏之法也。桂扁猪脏饮（出自《种福堂公选良方》）治大便下血，日夜数次，历年久病，服之立愈。

雄猪脏一条洗净，桂圆肉二两，鲜白扁豆花四两，同捣烂，用白糯米拌和，装入猪脏内，两头扎住，砂锅内炖烂，忌见铁器。然后将人中白炙脆，研末蘸吃，用酱油蘸吃亦可，不论吃粥、吃饭、空口皆可吃。吃四五条即愈（《辞典》治法则用白莲肉，而不用扁豆，似不若桂扁猪脏饮之为妙）。

溺血

1. 溺血原因

俞氏曰：膀胱湿热过甚，干及血分。

《素问·气厥论》：胞移热于膀胱，则癃溺血。《素问·痿论》：悲哀太甚，则胞络绝；胞络绝，则阳气内动，发则必下崩，数溲血。

丁氏云：血尿者，血中混多量之赤血球；血红蛋白尿者，有血红蛋白者也。以镜检血尿之尿沉渣，可见赤血球；血红蛋白尿之镜检上无赤血球，而唯见暗褐赤色。

血尿，发于急性肾炎、萎缩肾、肾症癌肿、肾脏结石、重症疾患等。血红蛋白尿，发于发作性血红蛋白尿症、痘疮梅毒重症、猩红热及其余一二中毒症状。

《辞典》曰：血从前阴出或与溲尿并下，或纯为血液者也。《素问·气厥论》：胞移热于膀胱，则癃溺血。《素问·痿论》：悲哀太甚，则胞络绝，胞络绝，则阳气内动，发为心下崩，数溲血也。

谢观按： 此症多由肾阴亏损，下焦积热，或内脏有损伤，妄行之血渗入胞中所致。血多从精管出而不痛（一说从尿管出，就若淋血之从尿管出而茎痛也）。

2. 溺血证候

俞氏曰：热结下焦，小便不利，或淋秘刺痛，小便点滴不通。

按： 俞氏之说与《辞典》大异。以俞氏所记认证候而言，似属血淋，非尿血也。当从《辞典》所论为当。

《辞典·治法》：此症凡见形枯色痿，癃闭如淋，二便引痛，喘急虚眩，行步艰难，脉小劲而搏者，皆不治。

3. 溺血诊断

《证治准绳》云：溲尿见血痛者，为淋；不痛者，乃为血尿。

《脉经》云：尺脉滑，气血实，妇人经脉不利，男子尿血。咳而且溲血，脱形，其脉小劲，是逆也。

4. 摄生法

《丁氏会通方》：分泌血尿之时，先令身体安静，冷却该部，酒类与苛烈性之食物及房事等宜避。

5. 溺血治法

俞氏曰：宜导水凉血，如桃仁承气汤，导赤散加翘、栀、丹、芩等。

唐容川曰：膀胱与血室并域而居，热入血室则蓄血，热结膀胱则尿血。尿乃水分之病，而亦干动血分者，以与血室并居故相连累也。其致病之由，则有内外二因：一外因，乃太阳阳明传经之热，结于下焦。其证身有寒热，口渴腹满，小便不利，尿血疼痛，宜仲景桃仁承气汤治之，小柴胡汤加桃仁、丹皮、牛膝，亦治之。二内因，乃心经遗热于小肠，肝经遗热于血室。其症淋秘割痛，小便点滴不通者，呼赤淋，治宜清热。心经遗热：虚烦不眠，或昏睡不醒，或舌咽作痛，或怔忡懊慌，宜导赤散加炒栀子、连翘、丹皮、牛膝。肝经遗热：其症少腹满，脊肋刺痛，口苦耳聋，或则寒热往来，宜龙胆泻肝肠加桃仁、丹皮、牛膝、郁金。尿血治心与肝而不愈者，宜治其肺，如人参泻肺汤去大黄加苦参治之。尿出鲜血，如尿长流，无绝滞碍者，但当清热滋虚，兼用止血之药，无痛再行降利。《医学举要》：小便血痛者，属火盛血淋也，土牛膝一味煎膏服之。不痛属虚，溲血也，六味丸加土牛膝。《时方妙用》：血淋尿血，用苎麻根十枚水煎服。又用海螵蛸、干地黄、赤茯苓各等分为末，每服三钱，以柏叶、车前子煎汤下。又用乱发烧灰，用麝香少许，用米醋温汤调下；如痛不可忍，以藕汁、萝卜汁、白蜜调下。又房劳兼小便尿血，宜鹿角胶半两，没药另研，油头发绳三钱为末，茅根汁打面糊丸，如梧子大，每服五十丸，盐汤下。

《医学从众录》：男、妇尿血，以六味汤加血余灰一两，煎好，入生藕汁服。亦有气虚者，当归补血汤为主。夹热者加竹叶、栀子主之；夹寒者，加附子主之。

《药典》治法如下：

（1）通治宜六味丸加土牛膝，或金匮肾气丸、龙骨散、郁金散、二草丹之属（按：此条可与《医学举要》《医学从众录》两条参看）。

（2）诸药不效者，用琥珀散，干胶捣为末，酒和服（鹿角胶尤妙），每服一二两。

（3）发灰二钱，茅根、车前草煎汤下。

（4）当归四两，酒三升，煮取一升顿服。

（5）镜面草自然汁，加生蜜一匙服之，或以八正散加青冬葱煎服。

（6）用小便涩痛药调海金沙末服之。

（7）夏枯草烧灰存性为末，米饮或凉水调下。

（8）车前草自然汁数合空腹时服，参看血证条。

（9）萝卜叶捣汁，加好墨少许饮之。

（10）真柿饼三个研末，米饮调下。

巴蜀名医遗珍系列丛书

（11）黑豆一升，炒黑研末，热酒淋之，去渣，空腹时饮。

（12）莴苣菜捣敷脐上。

（13）淡竹叶、麦冬、白茅花、车前子、陈柳枝、天冬、地榆、香附、灯心各五钱，水二碗煎至八分，去渣，调四苓散空腹时服。

（14）因气虚不能摄血者，宜玉屑膏。

（15）由阴虚者，宜参芪萝卜散。

（16）由劳伤者，宜茅根汤。

（17）卒然尿血者，宜龙胆草汤。

（18）小便自利，尿红有血数点者，宜五苓散加桃仁、赤芍；若暴病脉滑实者，加大黄、滑石、甘草、延胡索以下之。

（19）溲血日久，下血如沙石而红者，此元气衰而夹虚热也，宜神仙妙香散加泽漆、肉桂。病久滑脱者，去黄芪、山药、桔梗、木香，加龙骨（煅，飞过）、益智仁，虚寒者下四味鹿茸丸。

（20）由素嗜色欲者，宜妙香散、五苓散合胶艾汤吞鹿茸，或八味丸、鹿角胶丸、辰砂妙香散之属。

（21）老人患此者，多由阴虚及服助阳药所致，不易治疗。惟宜大剂六味丸加紫菀作汤服之。

（22）因气血俱实者，宜朴硝煎或大黄汤或调胃承气汤加当归以下之，兼针关元以泻之。

（23）小儿溺血在一岁以内者，用大甘草一两二钱，水六碗煎至二碗，一日服尽即愈。

6. 尿血方

（1）清心莲子饮属方

治心虚有热，小便赤涩。

黄芩、寸冬去心、全皮炙草、前仁五钱，与石莲肉、云苓、炙芪、人参为散，每三钱另用寸冬十粒，水煎八分，令空心服。发热加柴胡、薄荷。治小便血不止，《寿世保元》用烧酒一盅煎地骨皮至七分，去渣空心服，立止。

（2）《寿世保元》治暴热尿血：山栀去皮炒，水煎服。

（3）《寿世保元》治尿后有鲜血：用柿三枚烧灰陈米煎汤调服。因柿性寒故也。

（4）《外科证治全生集》溺血头痛如裂方：当归二两，酒一升，煎成一碗，一服即愈。

血崩

1. 血崩原因

俞氏曰：肝火妄动，致扰其血，或因跌仆受伤，或由血海太热，迫血妄行。

《药典》血崩条：多量之血液下崩也。《素问·六元正纪大论》：少阳司天之政，胜之气，风胜乃摇，候乃大温，其病血崩。《阴阳别论》：阴虚阳博谓之崩。

谢按：此症有虚有实，有寒有热；有因冲任不能摄血者，有因肝不藏血者，有因脾不统血者；有因热在下焦迫血妄行者，有因元气大虚不能收摄其血者，有因血瘀内阻，新血不能归经而下者。

2. 血崩证候

俞氏曰：肝火妄动，则头晕目眩，或口渴舌干，常有呕吐吞酸，跌仆受伤，腹中时痛，瘀血下流不止。

《药典》分崩症为十八种，其症状、治法见治疗篇。

3. 脉法

《药典》：脉以数小为顺，洪大为逆；迟微虚滑者生，数盛虚浮者危。若强劲或涩不调，按之不来者，死。

4. 预后

《药典》：凡血崩纯下臭黄水或带紫色筋块，腥秽不堪，或腹满能服食，以参、芪补益，反加寒热口燥，面目、足胫浮肿，或阴户肿突，痛如刀割舍，均不治。

5. 血崩治法

俞氏曰：肝火妄动，宜清肝止血，如丹栀逍遥散加味；跌仆者宜行血祛瘀，如四物加桃仁、丹皮等。

《时方妙用》：脱血之顷，不省人事，大汗不止者，宜参附汤；贫者，以当归补血汤加熟附子二三钱（然按：暴病之症，不兼见阴虚，必不可用）。

《医学从众录》：妇人血崩方，不外惜红煎加减；如未效，即宜大温大补，黄芪、白术可用二三两，附子可用至三五钱方效。

《竹林寺女科》：妇人血崩初起用十灰丸，久崩乃虚弱之故，可用鸡子汤；若小腹疼痛，应用加味四物汤。

费氏注：久崩不止，血室不固，愈崩愈虚，先用十全大补汤，次用上方互服乃可。冲脉病多上，必沉细兼微，若弦数，潮热已成干血之症，难治，以调经八味汤或有生路。

纲按：作时淋漓不止，谓之漏；忽然暴下，谓之崩。由漏而淋，由淋而崩，皆有由气虚不能收敛其血，加以积热在里，迫血妄行，或不时血下，或忽然暴下，为崩、为漏。此症初起，第一法宜先止血以塞其流，如十灰丸是也。急则治其标也。血既止矣，又宜第二法，清热以清其源，不致滔天之势不可遏。里热既清，更宜第三法，补气血以端其本，则散失之阳得能自持。治崩漏之法，须守此三者。

然按：《济阴纲目》对于本症之方法甚多，亦不过收涩、清热、培补诸法可以概之。余对于本症每用逍遥散或小柴胡重加禹余粮，多所获效。至血止，乃用补血之剂。近世西药补血良药甚多，较之熟地黄、参、芪收效速而且大，故余多用之。又，此病本属子宫出血，治疗之理，当在增加子宫肌及血管血液之收束及凝结力而已。方多亦奚以为？

《济阴纲目》：四物加味，有加荆芥、黄芩、香附，统治崩漏之法。如不止，则加升麻、白术、蒲黄，加地榆尤效；热加芩、连、栀、柏。至于妊娠间见之，则加胶、艾，名胶艾四物汤。

秦伯未云：崩漏既久，真阴日亏，多致寒热咳嗽，脉见弦数或豁大等症，此乃元气亏损、阴虚假热之脉，尤当用参、地、归、术甘温之属，以峻培本元，庶可重生。但得胃气未败，受补可救；若不能受补，而日月寒凉以苟延目前则终非吉兆也。

然按：《济明纲目》用益胃升阳汤（即补中益气加神曲、黄芩，是即此意也。更有鹿茸丸，其力尤大）。

《药典》血崩统治：治之之法，或消逐瘀血，或寒凉降火，或收涩固脱，或大升大降，或扶脾健胃，或补气补血，或温暖下焦。大抵初宜止血以塞其流，中宜清血以澄其源，终宜补血以复其旧。

（1）暴崩下血不止者，乃血不归经，明血随阳盛之势妄行下漏也。若身热不痛者，宜逍遥散加熟地黄、川芎。不应，此血热沸腾，宜四物汤加芩、连、肉桂。

（2）经候不调，血气成块，崩中下漏者，此血海虚寒，外乘风冷搏结不散，宜醋煎散加麝香。

（3）血虚气损，或凝结块，七癥八瘕，上则气逆呕吐，下则泄下五色者，宜《金匮要略》温经汤加姜、桂，以艾煎酒温服。若不应，此有火也，宜三补丸。

（4）冲任衰弱，脏腑虚冷，崩漏淋沥者，宜《千金》茯苓补心汤。

若小汤急痛，兼下赤白带者，宜艾煎丸。

（5）下血过多，血气不足，四肢倦怠乏力者，宜增损四物汤。

（6）崩漏水下，时有鲜血者，宜四物汤加丁香、胶艾、香附、丹皮。

（7）经水来多者，宜四物汤加参、芪、胶、艾、椿根皮。

（8）虚劳发热有痰，去血过多者，宜补中益气汤加茯苓、半夏。有热者，少加黄芩、黄连；口干者，去升麻，加煨葛根。

（9）崩漏属虚寒者多，即使有热，亦属虚热，宜四物汤加炮姜调理。因劳者，用参、芪兼升补药。

（10）膀胱虚伤不能摄血，崩下不止者，用新丝绵烧灰为末，空心酒调一钱，或鸡子黄蘸食，数日必效。

（11）因湿热而崩者，用贯众一个去皮毛，以好陈醋泡透，慢火烧热为末，空腹时米汤下二钱。

（12）崩久气脱者，宜涩之。如鹿茸散、柏叶散、补宫丸、镇宫丸、牡蛎散之属均可酌用。或用加味补中益气汤吞鹿角霜丸；芍药二两，柏叶六两，水一升，煎取六合，入酒五合，煎取七合，空腹时服；或用香附二两炒黑、莲房五枚烧存性，为细末，空腹时陈酒调下二钱；或用陈棕榈烧灰存性，黑糖调酒下，一钱即止；或用黄牛角煅存性，空腹时酒服二三钱。虚寒血稀淡者，同鹿茸煅服尤妙；或用白马蹄烧灰存性，酒服方寸七；或用桑耳烧灰，酒调服。

（13）血崩并宜小角鰓散。剧者去禹余粮、干姜、乌贼、龙骨、小豆，加干地黄、桑耳、白术、赤石脂、矾石、甘草、地榆、小蓟根、丹参、川芎、龟甲、柏子仁。余如十灰丸、十灰散、一笑散、香矾散、琥珀散、杨氏家藏黑金散、如神散、乌金散、胶血饮之属均可酌用。

巴蜀名医遗珍系列丛书

（14）乱发一团，皂角水洗净，烧为细末，温酒调服二钱。

（15）百草霜热酒冲服二三钱。灸法：灯芯蘸香油点烧大敦穴（厥阴肝经穴，在足大指端去爪甲如韭叶及三毛中），十下即止。如止而又崩，即在原处烧之；若原处起疱，将疱挑破烧之。止后用药调理，以免复发。

6. 血崩分证

（1）五崩

白崩

《药典》：妇女阴户中下流白物如清米泔汁或如黏胶。此证多由忧思过度所致。

治法如下：①宜平补镇心丹或豆花散。②棕榈烧灰、丝瓜各等分为细末，米饮调下。③思伤脾胃者，宜四七汤下白丸。④痞闷少食者，宜沉香降气汤。⑤劳伤肾气，心肾不交者，宜金锁正元丹。参看血崩及带下条。

黄崩

《药典》：崩下之血如烂瓜瓤者，治详血崩条。

赤崩

《药典》：崩下之液为绛色者，治详血崩条。

青崩

《药典》：崩下之血为青色者，治详血崩条。

黑崩

《药典》：崩下之血形如虾者，治详血崩条。

（2）阳崩

《药典》：此症由受热所致，崩下作赤色，小腹疼痛，宜胶艾汤。参看血崩条。

（3）阴崩

《药典》：血崩下作白色也。此症由感寒所致，宜固经丸。参看血崩条。

（4）气陷血崩

《药典》：此症皆由服食不节，或劳伤形体，心火乘脾所致。多见怠惰嗜卧，四肢不收，困倦乏力，气逆上冲；脉浮而弦急，按之洪大。治如下：①脾胃虚弱，心胞乘之而血崩者，宜除湿去热益气，用调经升阳除湿汤。②冲任气虚，经脉不调，崩中漏下者，宜断下汤。③宜升阳益胃汤、独宝散之属。④夏枯草研为细末，每服二钱，水饮调下。⑤川芎八两，清酒五升，煎至二升五合，分三服；不耐服者徐徐进之（一说川芎不可多服，令人暴亡）。参看血崩条。

（5）气虚血崩

《药典》：此症因气虚不能收敛其血，加以积热在里，迫血妄行，故令暴崩；崩久不止，即成漏下。法宜先用四物汤调十灰散以止血，次用凉血地黄汤以清热，俟血已尽止，热已尽除，然后用加味补中益气汤、地黄丸之属以调补之。参看血崩条。

（6）气郁血崩

《药典》：血崩之由于郁结者，治法如下：①口干舌渴，呕吐吞酸，肝气不舒，血不藏而反下趋者，宜平肝开郁止血汤。②气结不舒，经血不归隧道而崩者，宜罗备金散。余如煮附丸、缩砂散之属，均可酌用。③香附子舂去皮毛，略炒研末，每服二钱，清米饮调下。参看血崩条。

（7）积热血崩

《药典》：此症因脾胃伤损，下陷于肾，与阳火相合，湿热下迫所致，多见血色紫黑，或臭如烂肉，中夹白带者，则兼寒，脉必弦细，否则全由热作，脉必洪数，腰脐下痛，两肋急痛，心烦闷，必下急，不得卧，或发寒热，宜大补脾胃而升降气血。治法如下：①宜补中益气汤与凉血地黄汤相减用。②脉洪络温，心烦、口苦、血沸者，此用黄芩汤、荆芥散之属，或清心莲子饮加竹沥、生地黄汁，甚者生地黄汁磨京墨、百草霜冷服。③心虚火炽，或脾胃失调而心火乘之，肌肉颜色如常，经不时下，或暴下不止，宜于大补脾胃之中少加坠镇心火之品，补阴泻阳而崩自止；用六味丸加黄连、麦冬。④肝经有热，血得热而下行者，宜四物汤加柴胡、山栀、苍术。⑤风热郁于肝经，血得风而妄行者，宜加味逍遥散。⑥怒动肝火，肝家血热而沸腾者，宜小柴胡汤加山栀、丹皮、龙胆叶。⑦脾经郁热，血为热迫而不归经者，宜归脾汤加柴胡、山栀、丹皮。⑧血室有热，崩下不止，服温药不效者，宜金华散。⑨天暑地热，阳来乘阴，经水沸溢者，宜简易黄芩汤。⑩先贵后贱，先富后贫，心火炽盛而崩者，宜先用补中益气汤下安神丸，后用人参养营汤之属。⑪血崩不止，如安凉血地黄汤、小蓟汤、芎蒡汤、奇效四物汤、金华散之属，均可酌用，或用四物汤加黄连，或三补丸加莎根、龟板、金毛狗脊。参看血崩条。

（8）血海热崩

《药典》：此症每遇交媾，经水即来，一如血崩，由血海太热而不固所致。盖血海为冲脉，寒即血亏，热则血沸。然当未交合之前，君相二火寂然不动，虽冲脉独热，而血亦不致外驰；惟有人道之感，子宫大开，君相二火，翕然以鼓其精房，于是血海泛滥，遂有不能止遏之势。肝欲藏而不能，脾欲摄不得，故经水随交感而至。法宜滋阴降火，以清血海而和子宫。须绝欲三月乃可。方用清海丸，参看血崩条。

（9）交感血出

《药典》：此症一遇交合，即血流不止，由经正来时而入房，精冲血管所致。盖经水正旺，欲涌出而精摄之，则欲出之血反退而缩入，既不能受精成胎，势必积精化血，后遇交感之际，淫气触动其旧日之精，则感欲出，而血亦随之以渗，虽不如血崩之甚，亦不免血气两伤。法宜通其胞胎之气，引旧日积精外出，而益之补气、补精之药，庶血管之伤可以补完而无患，用引精止血汤。然亦有因于下虚血热者，治详血海热崩条。

（10）虚寒血崩

《药典》：此症因心气不足，或劳役服食不节所致。其脉多尺弦紧而洪，按之无力；脐下如水，恶寒不已；所下白带白滑或如屋漏水，时有鲜血而不多。治法如下：①通治，如丁香胶艾汤、芎䓖汤、断下汤、熟附丸、鹿茸丸、乌龙丹、紫金散、白芷暖宫丸、震灵丹之属均可酌用。②崩下如屋漏水者，宜丁香胶艾汤。③脉紧细，手足寒，崩下色红紫淡、黑，或五色兼见者，宜当归建中汤加白龙骨、血竭、附子，下紫石英丸、震灵丹。④经来过多，其色瘀黑，甚者崩下；呼吸少气，脐腹冷极，汗出如雨，尺脉微小者，此由冲任虚衰，冷风客于胞中，气不能固所致，宜鹿䓖丸。⑤气血劳伤，经下如豆汁，或成血片，或五色相杂，赤白相兼；脐腹冷痛，久而不止，黄瘦口干，服食减少，四肢无力，虚烦惊悸者，宜伏龙肝散。⑥经血适下，过服寒凉之药，因患崩漏，腹中痞闷，服食不入，发热烦躁，脉洪大而虚者，宜急用八宝汤加炮姜，迟则不救。⑦积冷崩中，下血不止，腰背痛，四肢沉重，虚热者，宜大牛角䚡散。⑧寒邪客于子宫，血难停留而崩者，宜伏龙肝散加附子、鹿茸或蒲黄丸。参血崩条。

巴蜀名医遗珍系列丛书

（11）虚弱血崩

《药典》治法如下：①宜当归芍药汤、《金匮要略》胶艾汤、柏子仁汤之属。②崩中不止，所下血块如鸡肝者，宜小蓟根汤。③崩血无度，虚损羸瘦者，宜鹿茸散。④诸虚不足，久不受孕，骨热形羸，崩中带下者，宜补宫丸。⑤风寒冷极，劳损冲任，崩中暴下，腰重里急，淋沥不断者，宜芎劳汤。⑥心虚恍惚，多梦健忘，舌强，小便频数，面红盗汗者，宜柏子仁汤，或酸枣仁汤加龙骨、京墨、土白草霜吞灵砂丹，或用灵砂、当归、莲肉、龙青、枣肉为丸，参汤送下。⑦凡崩中之人，发出香气如麝香、当归者，此心气已散，宜急服灵砂、龙骨之属。

（12）劳伤血崩

《药典》：血崩之由于劳伤过度者，治法如下：①宜胶艾汤加寸冬、鹿茸、龙骨、枣仁，或养荣汤加龙骨、血竭送震灵丹。②劳役过度，脾胃虚弱，气短气逆，自汗不止，身热闷乱，恶见饮食，肢倦便泄，漏下不止，其色鲜明者，宜当归芍药汤。③思虑伤脾，不能摄血，致令妄行，健忘怔忡，惊悸不寐，心脾伤痛，怠惰少食者，宜归脾汤。④卒然大怒，气逆伤肝，血暴下者，宜养血平肝散。

（13）闪跌血崩

《药典》：此症因升高坠落，或闪挫受伤，以致恶血下流，有如血崩之状。久之，则面色萎黄，形容枯槁，以手按之则疼痛者，此瘀血作祟，非血崩可比，若不知解瘀，遂投补涩，则瘀血内攻，疼无止时，反致新血不生，旧血不化。法宜行血以去瘀，治血定痛，用逐瘀止血汤。

（14）瘀积血崩

《药典》：血崩之由瘀血积聚者，治法如下：①用桂枝茯苓丸或醋调香附末服之。②干荷叶浓煎汤一碗，空腹时服。③鹿茸醋炙，当归各二钱，蒲黄五钱（炒），共为细末，温酒调服五钱七，日三次。④经血大至，纯下瘀血，成腐势不可止，甚者头目昏晕，四肢厥冷，腹痛，宜胶艾汤。⑤瘀积日久，脐腹疠痛而崩者，宜立效散。⑥室女卒然暴下，淋沥不止者，宜加减四物汤。⑦崩甚而昏迷不省者，宜五灵脂散。

（15）痰积血崩

《药典》：此症因涎郁胸中，清气不升，经脉壅遏而下。其症腹满如孕，或脐腹疠痛，或血结成片，或血出则快，血止则闷，或脐上动悸。宜半夏丸，或旋覆花汤，或衣中白鱼、僵蚕等列为末，并花水调服，日三次。

（16）暑搏血崩

《药典》：暑邪客于子宫，血难停留而下崩也。宜单芩心丸，或益元散加百草霜。

（17）风搏血崩

《药典》：风邪客于子宫，血难停留而下崩者，宜不换金散，或正气散加川芎、肉桂，或四物汤加荆芥。

（18）湿搏血崩

《药典》：此症因湿邪客于子宫，血难停留所致。治法如下：①宜升阳除湿汤，或伏龙肝散、地榆散之属，均可酌用。②川芎十二分，阿胶、竹茹各八分，续断、地榆、小蓟根各三分，当归六分，生地黄、伏龙肝各十一分，水九盏煎至三盏，去渣分三服。③蚕砂一两（炒），伏龙肝五钱，阿胶一两共为末，空腹时温酒，调服二三钱。

7. 血崩兼症

（1）血崩昏晕

《药典》：此症因血崩太过，两目昏暗，昏晕在地不省人事，由虚火动血所致。宜于补阴之中，行止崩之法，用固平止崩汤。

（2）血崩腹痛

《药典》：此症有虚实之分，瘀积腹痛者，血通则痛止；血崩腹痛者，血住则痛止。治法如下：体寒、脉弦、少腹痛者，此瘀血也，宜四乌汤加莪术；体不恶寒，少腹上喜热按，脉微弱者，此空痛也，宜补养之，用加减四物汤。

8. 病案举例

4月15日西医检查在病历上写道："患者精神活泼愉快，网状红细胞3.2%，表示血液有新生现象。"至5月3日共服中药37剂，除一般自觉症状消失、体力逐渐恢复外，血象变化好转。从3月26日前的血象检查情况看，红细胞$1.32×10^{12}$/L，血红蛋白$3～4g$的不良现象，逐渐增加为红细胞$1.5×10^{12}$/L，血红蛋白5.3g，虽然所增无几，但好转是明显的，而且在中医治疗中没有输血，铁剂也于4月20日在服中医药过程中停用。

5月3日，患者被迫出院，以当时病人的病情来看，停止输血和出院都是不够合适的。此后由徐扶之中医师自愿抽出下班休息时间为病人出诊治疗。5月9日，患者出院后几日，就又大出血，身上且有出血点，经徐老师每天治疗，甚至一天几去治，终于又把病人挽救过来。

患者在家继续服中药，20日血止，6月9日又来月经，血量稍多，7月7日来月经，血量正常。9月至现在无月经，但病人外观健康，情况完全恢复，9月后已复学。

分别在门诊检查血液结果，除5月9日出血后血象检查一度下降外，其余又逐步上升，至9月3日红细胞为$3×10^{12}$/L，血红蛋白10g，白细胞 4.6×10^{10}/L，但血小板只有几万，网状红细胞 2.2%，病人服中药后网状红细胞逐渐上升到高峰后下降。以后红细胞和血红蛋白逐渐上升，这样变化是符合一般贫血趋向治愈的规律的。目前患者精神饱满，脸色很好，完全不像个病人，已经复学了。因此，虽然血象还不十分满意，但中医治疗是可以肯定的。

按：《解放日报》1971 年 7 月 9 日第二版载上海第一学院附属妇产科医院中西医结合研究小组发表的《中西医结合在妇女病治疗中的实践》一文，应用辨证的思想方法进行探讨，得到些可贵的成绩，兹摘要如下：功能性子宫出血，简称"功血"，是妇女月经不规则，出血时多时少，往往流血不止，导致贫血，严重影响劳动妇女健康。它由于卵巢不能排卵，女性内分泌功能失调，分泌激素不正常而引起的，医学上称为"无排卵功能子宫出血病"。

西医是用激素来治疗的，往往激素一停，多数严重的病人月经周期又乱了，流血依然如旧。这个病的根子主要是不能排卵，要治好这个病关键在于恢复卵巢排卵功能。这个要从根本上去下功夫。

该组从中医的崩漏病中以现代医学知识去研究中医理论，寻找治疗无排卵功血的疗法。按照中医理论，女子的生理特性，生长、发育、衰老以及月经均与肾有密切关系。女子的肾，通过任脉，连接胞胎（即子宫），肾气旺盛，则月经按期而下，肾气虚亏则月经失调。中医指的"肾气"，与西医说的女性内分泌系统功能有相似之处。由此得到一个新的设想：

采用中医"补肾为本"的治疗方法，也许是打开神秘病大门的"钥匙"吧。西医激素对控制出血有一定作用，因此我们采用"补肾"方法和西医药激素结合起来应用。有个病人患无排卵功能性子宫出血病二十多年，长期吃激素调节月经，药一停即血流不止，靠输血过日子。后来经用"补肾为本"，并加用西药激素，经过一段时间的治疗，病人月经就恢复正常，而且排卵恢复了排卵，怀孕生了孩子。用这方法疗效达到70%，又再照上法中西药结合起来（补肾法兼用激素），进一步治疗探讨，疗效提高到89%，中间有病五年到十多年者。但是他们用同样方法来治有排卵功能性子宫出血病却失败了。这种病人卵巢能够排卵，月经也能按月来潮，但是出血量很大，严重病人出血几乎达五六百毫升。过去是缺乏有效方法的，后来该组思考是否有"独处藏奸"和辨证未及之处。

果然有一次，给病人量血压，偶然发现病人手臂上出现大量红紫色的小出血点，按西医的说法，这是由于毛细血管脆性增高引起的皮下出血。又追问病史，知道她平时腿部皮肤也经常出现"乌青块"，这些现象中医称为是"瘀"的表现，积瘀生热，血热妄行，会造成出血。于是我们就采用了中医的"养阴清热、祛瘀止血"的方法治疗，使得瘀除热清，出血停止，她的病果然治好了。

因此，又对过去治疗过的有排卵功血的其他病例进行了分析，并且到病人家中测定皮下出血的情况（西医学声称为毛细血管脆性实验）。为了调查病人月经前后的变化情况，按时上门为病人测定。发现绝大部分病人都有毛细血管脆性增高的表现。从病史分析中又看出，凡是用过"养阴清热，祛瘀止血"药物治疗的病人，效果都比较好。这使我们进一步看到了同血管脆性增高的关系。中医关于"瘀"的范围很广，其中有跌打损伤的，有出血的，有肿块的等。而有排卵功血病所暴露出来的"瘀"的特点，与西医说的静脉瘀血，血流不畅造成缺氧，血管壁不能得到充足的营养，引起毛细血管脆性增高而导致出血有类似之处。因此，治疗方法应以"养阴清热，祛瘀止血"为主。

该组后来找到了八味具有养阴清热、祛瘀止血药，运用现代科学的方法，对这些有效的八味进行药理分析，发现都含有治疗毛细血管脆性增高的成分，这又进一步证实了"瘀"和毛细血管脆性增高的关系，用这些中药治疗，使有排卵功血的疗效提高至92%，其中绝大部分都是经过多年治疗无效的病人。

按：该组第二个标题：从舌苔与细菌的关系得到启发。

有一次，遇到一个产后发烧病人，经全身检查，发现舌质深红，舌苔薄白，喉咙有点发红，按中医的说法是"外感风热"，我们就用了银翘散治疗，用时又做了子宫腔细菌培养。服药两天后，体温就正常了。而细菌的培养结果是溶血性链球菌。两剂银翘散却治好了。

产后感染是细菌侵入产道引起子宫发炎。引起这种病的细菌有多种，而细菌的培养要几天才能有结果。所以，在未确定哪一种细菌感染前，有时只能用试探性治疗。银翘散能够在尚未确定哪一种细菌感染以前就治好了病，那么它是否也具有抗菌作用呢？

该组将方药进行了抗菌试验，发现散中各药对于好几种细菌都有不同程度的抗菌作用。把这些药合在一起来试验时，对溶血性链球菌的抗菌作用最强。

然后，我们就用银翘散治疗其他的产后感染病人，结果有些病人效果好，有些病人无效。原因在哪里呢？我们就对有效和无效的病人进一步观察和分析，发现这些病人虽然都是产后发烧，但是症状的表现却各有特点。银翘散治疗有效的人舌苔一般表现为"薄白"，舌质深红色，中医辨证是"外感风热"；而无效病人一般都有腹痛症状，阴道流出恶露，舌苔一般表现为"黄厚腻苔"，中医辨证为"湿热下注"，细菌培养的结果，银翘散治疗有效的一组为溶血性链球菌，无效的一组为大肠杆菌。对大肠杆菌引起的产后感染采用中药"三黄柴芩汤"治疗，也取到了很好的效果。

今后，我们在实践中进一步悉心体察细菌和舌苔、脉搏以及其他症状之关系，并运用现代科学来整理提高中医学遗产，可把中西医多套诊断方法有机结合起来，掌握其根本。

该组又进行子宫外妊娠的中西医结合疗法，说："一把刀万能"与"一帖药万能"都是形而上学的。在西医对宫外妊娠进行手术已成规律。为了免除手术的痛苦进行了这一探索。

在中医书上，根本找不到这病的一点线索。因为宫外妊娠是胚胎长在子宫外面，常见的是在输卵管里生长。等胚胎稍长大时就会把输卵管穿破，引起剧烈腹痛及腹腔内流血。这个病历来是被认为比较危险的，过去教科书上记载："经诊断确定后应立即输血补充失血，并进行剖腹手术，倘若不及时处理，死亡率可高达 70% ～ 80%。"

在中医诊断不出腹腔内出血和输卵管内胚胎的情况下，唯一能知道的只是病人觉得腹痛。因此，我们运用了西医对宫外妊娠的认识，分析了这个病的主要矛盾是胚胎堵塞了输卵管。然后，我们应用中医"通则不痛，痛则不通"的理论确定用"祛瘀软坚"的方法，以止血和祛瘀法化掉胚胎。在治疗过程中，我们严密观察，发现不少病人可以不通过手术，只吃中药，腹内的胚胎和瘀血就被吸收，治好了病，深受工农妇女的欢迎。

更有一个正在服中药治疗的病人，强被送进手术室准备开刀。后经负责中医治疗的同志赶到，检查病人情况认为可以不必开刀，结果，继续中药治疗。

也有一个病人服中药以后胚胎仍未死亡，穿破了输卵管而引起多量内出血，在我们密切观察下，及时采取了手术治疗，收到满意的效果。

由此，我们认识到，任何事物都是一分为二的，"肯定一切"或"否定一切"都是片面性的。"一把刀万能"和"一帖药万能"都是思想上犯了绝对化的错误。

9. 血崩方

（1）十灰丸（《竹林寺妇科》）

藕节　艾叶　侧柏叶　败棕榈皮　头发（洗去油）　大蓟　小蓟　牡丹皮　百草霜　白茅根

各烧存性为末，等分醋煮，糯米糊丸，百汤下。

一方有阿胶，无大小蓟。

（2）鸡子汤（《竹林寺妇科》）

鸡子三个　葱三节　姜一两

将葱姜共捣为泥，鸡子去壳，和匀，入麻油半两，锅内同炒，酒煮温服。

然按：十灰丸殊不若鳖头烧炭为末，醇酒冲服之奇效简捷（此方见《中医季刊》）。《上海中医流派经验选集》载有朱南山治疗严重血崩症方，名曰将军汤：

仙鹤草六钱，蒲黄、炒阿胶三钱，炒当归、巴戟天、生地黄、熟地黄、茯神、焦谷芽各三钱，黄芪、白术各一钱，熟军炭一钱，另用红花三分，三七末三分，红茶汁送服。

据述，本方是治虚中夹实的崩漏症，方以熟军炭为君，熟军炭的性能不同于生大黄，用数分至一钱，不仅无泻下作用，反而能厚肠胃，振

巴蜀名医遗珍系列丛书

食欲，并有清热祛瘀之功。崩漏症新起，每因有瘀热而致，熟军炭是适宜的药品，即使久病，如尚有残余瘀滞，徒用补养固涩诸药无效，若加此一味，一二剂后，崩停漏止，盖遵《内经》通因通用的治则。勿误以熟军炭为峻剂而有所顾忌。

佐以红花、三七末化瘀结而止血，用生熟地黄、当归补血，黄芪益气增强摄血能力，巴戟天补肾益任脉，仙鹤草、蒲黄、炒阿胶强壮止血，茯神、白术、焦谷芽健脾化湿。故本方补气血而祛余邪，祛瘀而不正。

（3）《上海中医流派经验选集》中还收录了妇科专家陈筱宝治崩漏之黑蒲黄散之运用：

本方由蒲黄（炒黑），棕皮（炒黄），川芎、丹皮、香附（醋炒），白芍、阿胶、当归、地榆（炒炭），熟地黄、荆芥、血余炭等组成。

此方也出自陈寿庵《妇科医要》抄本，原书载月水不断或忽然暴下，谓之崩中，有因血热者；有因虚寒者；有因内动肝风怒动肝火者；有因脾气郁结，血不归经者；有因衰弱或劳损过度，气虚不能约制经血者。各按寒热虚实的具体情况而加减运用。如实热，则去当归、熟地黄、香附，加知母、黄芩、黄连；如虚寒，则去丹皮、地榆，加人参、白术、炙甘草。倘因过服凉药致生内寒或脾气虚寒甚者，少加桂、附，以引血归经；怒动肝火者，去熟地黄、当归，加柴胡、丹皮、山栀，甚者加龙胆；瘀血甚则去白芍、熟地黄、阿胶，加芍药、五灵脂、红花等。书中又载明治疗三法：一曰塞流，二曰澄源，三曰复旧。三法之运用都以黑蒲黄散为主方，随不同症状而异其方法。

陈氏对于崩症的治疗其初也从一般治法，用归脾汤，无效后，采用此方，所投多验。灵活运用。如暴崩者，以此方配合独参汤加童便，大补气血，则所谓复旧也；不定在崩止之后，凡色脉见虚象者，即配合补剂，应变急剧，随宜施用。

又妇人经水已断多年，垂老而再行，淋漓如壮年者，陈氏仿之"不补补之"法。其方是熟地黄（以一两炒炭），枸杞一两，白芍五钱，枣仁五钱，酒炒黄连三分，治疗获效。

巴蜀名医遗珍系列丛书

蓄血

亦称瘀血。《辞典》蓄血条下分七种，而因蓄血并发之症则有十种。

《辞典·蓄血》：血液瘀结不行也。《金匮要略》惊悸吐衄下血胸满瘀血病脉证治篇：病人胸满，唇痿舌青，口燥，但欲漱水不欲咽，无寒热，脉微大来迟，腹不满，其人言我满，为有瘀血。又：病者如热状，烦满，口干燥而渴，其脉反无热，此为阴伏，是瘀血也，当下之。

谢按： 此症因起居失节，血液凝滞不行而为病。瘀在上者，则烦躁，漱水不欲咽；在下者，多谵语如狂，发黄，舌黑，小腹闷，小便长，大便黑，脉必沉实。若见下黑如漆，神志昏溃，脉见虚脱，觉冷呃逆者，多不可救；如神气安宁，脉无变异，尚可为治。治法如下：

（1）衄血者，上焦蓄血也，宜活人犀角地黄汤；脐腹微肿而大痛者，下焦蓄血也，宜仲景抵当汤，或韩氏地黄汤、牛膝汤（三焦蓄血脉俱在左手中）

（2）膏粱厚味，多疾湿热，血蓄胃口或兼胁满，或少腹结痛者，宜朝用抵当丸兼培胃气，夕用变通抵当丸专散瘀血，方得峻药缓攻之妙。

（3）身有寒热发黄，脉弦细而伏，服补泻诸药不效者，宜用大黄、芒硝、归尾、桃仁、人参、桂心，酒服二方寸匕，藉参、桂之力以攻之。

（4）虚人蓄血，其脉虽芤，必有一部带弦，当兼补以去其血，宜桃仁承气汤加人参五钱，分三服缓攻之，可救十之二三。

（5）气虚之人胃脘有死血，每含姜汤必呃者，宜人参、云术各二两为末，桃仁一两同干漆炒，去漆，研细蜜丸弹子大，早晚细嚼一丸，醇酒下。

（6）蓄血之症，凡脉象沉实者，法宜下之，用当归、降香、木香、苏木、三棱、蓬术、桃仁、延胡索、赤芍、五灵脂、大黄之属。

（7）瘀血不下，用当归梢、川芎、乌药、赤芍、苍术、青皮、陈皮、枳壳、苏木、红花、桃仁、肉桂、大黄、清水煎服。

1. 房劳蓄血

《辞典》：此由醉饱入房，竭力伤肝所致。治法如下：

（1）蓄血在胃口者，宜韭汁、童便下越鞠丸；不应，合平胃散去苍术，加桃仁、丹皮，相和服；体虚者，理中、越鞠相和服。

（2）蓄血在少腹者，宜代抵当丸加熟附子三分；虚者，加人参钱许以助药。

2. 损伤蓄血

《辞典》：登高坠跌，撞打、兵刃等伤而蓄血者，治法如下：

（1）胸腹积血不散者，以童便同酒煎大黄，随轻重以下之，或香壳散加童便。

（2）腰背滞痛者，复元通气散去牵牛，加枳壳、柴胡、丹皮；若恶血留于腹胁，痛不可忍者，宜复元活血汤。

（3）夹血如见祟状者，宜当归活血汤。

（4）蓄血疼痛，分三焦上、中、下三部，以犀角地黄汤、桃仁承气汤、抵当汤之类下之。亦有以小便酒同煎，或加生地黄、当归、大黄等药者。如虚人不禁下者，用四物汤入穿山甲，或花蕊石散加童便煎服。

巴蜀名医遗珍系列丛书

3. 阳明蓄血

《辞典》：牙齿蛀蚀，数年不愈者，此阳明经蓄血也，嗜酒者多患之。治宜桃仁承气汤为末，炼蜜为丸如梧桐子大，服之。

4. 伤寒蓄血

《辞典》：《金匮要略》曰，病人胸满，唇痿舌青，口燥，但欲漱水不欲咽，无寒热，脉微大来迟，腹不满，其人言我满，为有瘀血。又《伤寒论》曰：太阳病脉沉结，少腹硬，小便自利，其人如狂者，血结症也，抵当汤主之。又：阳明证，其人喜忘者，必有蓄血，所以然者，本有久瘀血，故令喜忘，屎虽鞕，大便反易，其色必黑，宜抵当汤下之。

谢按：此症由太阳病当汗不汗，热郁在里所致。多见病者小腹鞕满，按之则痛，小便自利，大便黑亮，其人如狂，舌苔边白中黑而极薄润，宜桃仁承气汤、抵当汤选用。如阳明病其人善忘，大便溏腻如漆，胸中痛不可按者，宜犀角地黄汤加大黄。若大便虽黑而燥如煤者，此为燥结，非蓄血也。如产后感冒或停食，瘀血不行，腹胀、喘逆者，此血化为水，宜下瘀血汤；不应，急加人参、干漆炭。

5. 痰滞蓄血

《辞典》：

（1）因先有郁痰，后因血滞，痰血相搏，致胸中胀闷，身体寒热，患处虽痛而少移；脉轻举则毛，重按则滑者，治宜先破血而后消痰，或二者兼治。若误服补剂及寒凉之药，则病邪久郁而成巢囊，多不可救。

（2）因失血气滞，日久生痰，与血相搏，患处按之，则痛而不移，或吐血或衄血，大便焦黑；脉轻举则滑，重按则涩者，治宜导痰破血，先用导痰汤入苍术、香附、枳壳、白芥子以开郁化痰，次用川芎、当归、桃仁、红花、苏木、丹皮、莪术以破血行气。参看瘀血条。

6. 内伤蓄血

《辞典》：蓄血之由于内伤者，此症胸胁、小腹急痛，宜桃仁承气汤或抵当汤，随痛之高下而选用之。大黄但宜童便浸透，更用韭汁制；体虚者，可略加桂、附二三分。若下血瘀滞，色晦不鲜日久者，当用温血药。参看瘀血条七"妇女蓄血"。

《辞典》：本症多因经水闭涩，或产后恶露未尽，或受风冷所致。治法如下：①通治宜大黄汤、琥珀汤散、地榆散之属。②郁积伤脾者，宜加味归脾汤。③恚怒伤肝者，宜加味归脾汤。④产后恶露凝滞者，宜失笑散。肝脾亏损者，宜六君子汤加紫胡。⑤胃气虚弱者，宜补中益气汤加茯苓、半夏。⑥腹痛畏按，形体如常者，宜桃仁承气汤。⑦肢体倦怠，饮食少思者，宜当归散。⑧腹痛喜按，形体倦怠，饮食少思者，宜六君子汤加炮姜、川芎、当归。

7. 蓄血病兼证

（1）蓄血心痛

《辞典》：血瘀结而心痛也。此症脉必涩，口中作血腥气，饮下作呃，治宜捻手散加桔梗。胃气虚弱不能行其药力者，加人参二三钱，用相反之味激其性以搜血。壮者宜下之，用代抵当汤加干漆灰或桃仁承气汤。虚弱者须补而带行，用四物汤加桃仁、穿山甲、肉桂、心莲、莪

巴蜀名医遗珍系列丛书

术、降香之属，或失笑散，参看心痛条。

（2）蓄血胁痛

《辞典》：此症多因挫闪所致，大便黑，胁下刺痛，宜桃核承气汤加枳壳、桔梗、紫胡，不应加生附子。

（3）蓄血鼓胀

《辞典》：鼓胀之由于蓄血者。此症腹见青筋或手足有红缕赤痕，脉芤涩，小便利，大便黑，宜《金匮要略》下瘀血汤或桃仁承气汤。不应，则抵当汤去水蛭作丸，空腹日进梧子大三丸，血下即止。轻者，用散血消肿汤。体虚不可下者，用当归调血饮或琥珀人参丸。参看鼓胀条。

（4）蓄血腰痛

《辞典》：此症痛若刀刺，大便黑，小便黄赤或黑，日轻夜重，脉涩，宜调荣活络饮，或桃仁酒调黑神散，或四物汤加桃仁、红花，或补阴丸加桃仁、红花。参看腰痛条。

（5）瘀血兼疝

《辞典》：此症因素有瘀血至劳碌受寒而发。按之刺痛如锥，手不可近，宜酒煮当归丸去丁香，加桃仁。若因阴囊扑损，瘀血积滞，时觉疼痛者，宜于卧时以一手枕，其下一手按其上，由轻至重，摩弄百回，虽年深日久，亦可不药而愈，一月之间瘀血尽散，滞气皆行。

（6）瘀血发黄

《辞典》：此症身热小便自利，大便必黑，胸肋有块或胀；脉必微而沉，或弦、或涩、或沉结，体稍壮者，宜用桃仁承气汤，下尽恶物自愈。参黄疸条。

（7）瘀血腹痛

《药典》：此症由负重努伤，或跌扑闪损，或妇人经水瘀闭，或产后恶露未尽，脉必芤涩，痛有定处，宜消血饮、万灵散，或桃仁承气汤加当归、苏木、红花、童便、黄酒，参看腹痛条。

巴蜀名医遗珍系列丛书